Rehabilitation und Prävention 21

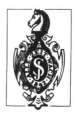

U. Mellenthin-Seemann   F. Steier
A. Schulz   H.-G. Biester

Gelenkschutzunterweisung bei Patienten mit chronischer Polyarthritis

Leitfaden für Ergotherapeuten

Mit einem Geleitwort von Ortrud Eggers

Mit 16 Abbildungen

Springer-Verlag Berlin Heidelberg GmbH

Ulrike Mellenthin-Seemann
Hunaeusstraße 8, 3000 Hannover 1

Friederike Steier, Dipl. Päd.
Rüttenscheider Platz 11, 4300 Essen 1

Andrea Schulz
Kastanienstraße 27, 2313 Raisdorf

Heinz-Gerd Biester
Am Bersberg 2, 4194 Schneppenbaum

ISBN 978-3-540-18830-8   ISBN 978-3-662-07409-1 (eBook)
DOI 10.1007/978-3-662-07409-1

CIP-Titelaufnahme der Deutschen Bibliothek
Gelenkschutzunterweisung bei Patienten mit chronischer Polyarthritis : Leitf. für Ergothera-
peuten / U. Mellenthin-Seemann ... - Berlin ; Heidelberg ; New York ; London ; Paris ;
Tokyo : Springer, 1988
(Rehabilitation und Prävention ; 21)
NE: Mellenthin-Seemann, Ulrike [Mitverf.]; GT

Dieses Werk ist urheberrechtlich geschützt. Die dadurch begründeten Rechte, insbesondere
die der Übersetzung, des Nachdrucks, des Vortrags, der Entnahme von Abbildungen und
Tabellen, der Funksendung, der Mikroverfilmung oder der Vervielfältigung auf anderen Wegen
und der Speicherung in Datenverarbeitungsanlagen, bleiben, auch bei nur auszugsweiser Ver-
wertung, vorbehalten. Eine Vervielfältigung dieses Werkes oder von Teilen dieses Werkes ist
auch im Einzelfall nur in den Grenzen der gesetzlichen Bestimmungen des Urheberrechtsgesetzes der Bundesrepublik Deutschland vom 9. September 1965 in der Fassung vom 24. Juni
1985 zulässig. Sie ist grundsätzlich vergütungspflichtig. Zuwiderhandlungen unterliegen den
Strafbestimmungen des Urheberrechtsgesetzes.

© Springer-Verlag Berlin Heidelberg 1988
Ursprünglich erschienen bei Springer-Verlag Berlin Heidelberg New York 1988.

Die Wiedergabe von Gebrauchsnamen, Handelsnamen, Warenbezeichnungen usw. in diesem
Werk berechtigt auch ohne besondere Kennzeichnung nicht zu der Annahme, daß solche
Namen im Sinne der Warenzeichen- und Markenschutz-Gesetzgebung als frei zu betrachten
wären und daher von jedermann benutzt werden dürften.

Produkthaftung: Für Angaben über Dosierungsanweisungen und Applikationsformen kann
vom Verlag keine Gewähr übernommen werden. Derartige Angaben müssen vom jeweiligen
Anwender im Einzelfall anhand anderer Literaturstellen auf ihre Richtigkeit überprüft werden.

2121/3145-543210

Geleitwort

Im großen Gebiet rheumatischer Erkrankungen konnten in den letzten Jahrzehnten im Bereich der wissenschaftlichen Medizin erfreuliche Fortschritte erzielt werden. Ärzte haben heute die Möglichkeit der frühzeitigen Krankheitserkennung. Die zur Verfügung stehenden medizinischen und therapeutischen Behandlungsweisen verringern weitgehend die Entwicklungstendenz schwerer Schäden. Man sollte meinen, Ergotherapeuten haben heutzutage mit den fachlichen Grundlagen von Ausbildung, angebotenen Fortbildungsmöglichkeiten und der zur Verfügung stehenden Fachliteratur ein gutes Fundament, um rheumatische Erkrankungen fachkundig zu behandeln. Man muß jedoch immer wieder feststellen, daß bei Patienten mit chronischer Polyarthritis das in der Ergotherapie vermittelte Gelenkschutztraining zu Hause keine Anwendung findet. Es gibt zwei Bereiche, die für diesen Mißerfolg verantwortlich gemacht werden können:

1. Maßnahmen des Gelenkschutzes bedeuten für den Patienten Verhaltensveränderungen in seinem Alltag. Gelenkschutztraining ist somit ein vom Arzt verordneter und von Therapeuten angeleiteter Lernvorgang. Welche Therapeuten haben jedoch genügend didaktisch-methodische Kenntnisse, um von ihrem medizinischen und therapeutischen Wissen dem Patienten das Nötige so zu vermitteln, daß es bei ihm zu einem echten Lernerfolg führt?
2. Grundlage eines erfolgreichen Lernprozesses ist die Lernbereitschaft. Von Schülern und Studenten, die sich ja in einem intensiven Lernprozeß befinden, weiß man, daß ihre Lernfähigkeit erheblich vermindert werden kann, wenn persönliche Probleme sie bedrücken, ja es kann sogar zu einer Lernblockade kommen. Mit der Problemlösung verbessert sich auch die Lernfähigkeit.

Die Lernschwierigkeiten unserer Patienten mit Polyarthritis sind sicher mit dem sehr großen persönlichen Problem verbunden, an einer chronischen Krankheit zu leiden. Auch wenn die rheumatische Erkrankung selten eine unmittelbare Lebensgefahr bedeutet, kann sie doch zu einschneidenden psychosozialen Veränderungen im Leben eines Menschen führen. Beschwerden beeinträchtigen die Lebensfreude. Die reduzierten Kräfte vermindern die Arbeitsfähigkeit. Mit der drohenden Invalidität, also der Angst, kein vollwertiger Mensch zu sein, entsteht ein großer persönlicher und sozialer

Problemkomplex. Es muß wohl nicht weiter ausgeführt werden, daß die psychische Belastung einer derartigen Erkrankung hemmend auf die Lernbereitschaft wirkt.

Die Autoren der „Gelenkschutzunterweisung bei Patienten mit chronischer Polyarthritis" gehen auf diese beiden wichtigen Bereiche ein. Die Grundlage für den Lernprozeß *Gelenkschutztraining* ist die Krankheitsverarbeitung. Die therapeutisch geführten Gruppengespräche geben Gelegenheit zu gegenseitigem Erfahrungsaustausch. Die nach und nach entwickelte Lernbereitschaft bildet die Basis, um nun mit Hilfe der hier beschriebenen Didaktik und Methode die Patientengruppe zu instruieren, wie sie mit ihren verbliebenen Kräften haushalten können.

Mit dem erstellten Curriculum werden die eigentlichen Kenntnisse des Gelenkschutzes vorausgesetzt. Das Schwergewicht liegt auf der Krankheitsverarbeitung und auf der didaktisch-methodisch angepaßten Anleitung der Patienten mit chronischer Polyarthritis. Lernt der Patient in diesem therapeutisch geführten Gruppenprozeß mit seiner Krankheit umzugehen, so erwirbt er eine Möglichkeit, den Krankheitsverlauf eigenverantwortlich zu beeinflussen.

Ergotherapeuten erhalten mit diesem Curriculum eine Anleitung, ihr therapeutisches Wissen und Können didaktisch zu vermitteln. Selbst wenn wir einen Leitfaden für Ergotherapeuten vor uns haben, so kann ich mir gut vorstellen, daß die hier beschriebenen pädagogischen Grundlagen auch auf andere Berufsgruppen, wie beispielsweise Ärzte und Krankengymnasten und ebenso auf andere Krankheitsbilder und Behinderungsgruppen zu übertragen sind.

Ich wünsche diesem Leitfaden für Ergotherapeuten intensive Verbreitung in der Hoffnung, daß mit einer verbesserten Art der Gelenkschutzunterweisung bei den Patienten auch verbesserte Lernerfolge erzielt werden.

März 1988 *Ortrud Eggers*
Ergotherapeutin

Vorbemerkung

Die Versorgung und Betreuung chronisch kranker Rheumapatienten ist aufgrund der räumlichen Trennung ambulanter, stationärer und rehabilitativer Maßnahmen nicht zufriedenstellend. Diese Defizite in der rheumatologischen Versorgung können nur beseitigt werden, wenn die Handlungskette Differentialdiagnostik-Therapie-Rehabilitationsmaßnahmen unter Beteiligung von Ärzten, nichtärztlichen Therapeuten und Patienten zu einer Einheit zusammengefaßt wird.

Die Mängel in der Versorgung Rheumakranker hat den Bundesminister für Forschung und Technologie veranlaßt, wohnortnahe Versorgungsmodelle zu fördern. Die Modellmaßnahmen in den Regionen Hannover, Emmerich-Niederrhein, Schleswig-Holstein, Bad Aibling-Rosenheim und Unna werden primär an Patienten mit einer chronischen Polyarthritis erprobt.

Eine umfassende Versorgung muß rheumatologisch kompetent, wohnortnah und kontinuierlich erfolgen sowie körperliche, psychische und soziale Krankheitsfolgen berücksichtigen. Dabei kommt den Ergotherapeuten die wichtige Rolle zu, sowohl die Funktionsfähigkeit zu erhalten als auch den Patienten bei seiner Krankheitsbewältigung zu unterstützen.

Dr. Heydrich-Riedl
(Gesellschaft für Strahlen- und
Umweltforschung, München)

Inhaltsverzeichnis

Kapitel 1. Einleitung 1

Kapitel 2. Die chronische Polyarthritis 3
Pathologische Veränderungen 3
Krankheitsbewältigung 4

Kapitel 3. Gelenkschutz 7

Kapitel 4. Didaktisch-methodische Überlegungen 11
Sachanalyse 11
Bedingungsanalyse 12
Zielanalyse und Formulierung von Zielen 14
Festlegung der zu vermittelnden Inhalte 16
Methoden 17
Vermittlungsprinzipien 19
Evaluation 21

Kapitel 5. Curriculum 23
Richtziele 23
Grobziele 23
Feinziele und Lerninhalte 23

Kapitel 6. Praktische Hinweise zum Gelenkschutz 30
Tätigkeitsbereich 1: Bewegung und Belastung 30
Tätigkeitsbereich 2: Liegen, Sitzen, Aufstehen, Gehen 31
Tätigkeitsbereich 3: Körperpflege/-hygiene 32
Tätigkeitsbereich 4: An- und Ausziehen 33
Tätigkeitsbereich 5: Nahrungsaufnahme 34
Tätigkeitsbereich 6: Hausarbeit 36
Tätigkeitsbereich 7: allgemeine Tätigkeiten 38
Tätigkeitsbereich 8: Hobby 39
Tätigkeitsbereich 9: Wohnung/Einrichtung 39

Kapitel 7. Schlußbetrachtung und Ausblick 41

Anhang 42
Literatur für Patienten 42
Filme und Diaserien zu den Themen Rheuma und Ergotherapie . 43
Folien für die Arbeit mit dem Overheadprojektor 45

Literatur 55

Kapitel 1
Einleitung

Der Gelenkschutz ist ein unentbehrlicher Bestandteil des ergotherapeutischen Behandlungsprogramms für Patienten mit chronischer Polyarthritis (cP). Aufbauend auf den Regeln des Gelenkschutzes hat eine individuelle Behandlung die Schwerpunkte: Selbsthilfetraining, Hilfsmittelversorgung, Orthesenversorgung, Lagerung und funktionelle Übungsbehandlung. Über den Rahmen dieser Behandlungen hinaus müssen die cP-Patienten zusätzlich befähigt werden, auch unabhängig von der therapeutischen Situation, gelenkschonende Arbeitsweisen in ihren Alltag zu übertragen und zu integrieren. Bisher wurden Patienten vom Ergotherapeuten hauptsächlich während der Einzeltherapie über die aufgrund der Erkrankung notwendig gewordene Veränderung der Arbeitsweisen informiert. Das kann aber in der Regel nicht ausreichen, um falsche Verhaltensweisen im Sinne des Gelenkschutzes in der notwendiger Weise abzubauen.

So berichten Ergotherapeuten immer wieder von der Erfahrung, daß Patienten zwar über den Gelenkschutz informiert wurden, ihn in ihrem Alltag aber nicht in dem von uns gewünschten Ausmaß praktizieren können. Das ist selten auf die spezielle Situation des Kranken zurückzuführen. Wir sehen den Hauptgrund für das unbefriedigende Ergebnis unserer ergotherapeutischen Bemühungen vielmehr in einem unzureichenden therapeutischen Konzept. Unserer Meinung nach bedarf es zusätzlicher pädagogischer Überlegungen und Ergänzungen. Denn die Übertragung der Gelenkschutzprinzipien in den Alltag eines cP-Patienten erfordert von ihm eine Verhaltensänderung, die er nur leisten kann, wenn ihm ein kognitives, emotionales und praktisches Lernangebot gemacht wird.

Grundsätzliche Überlegungen, wie Patienten für die Beachtung von Gelenkschutzprinzipien in ihrem Alltag befähigt werden können, wurden bisher kaum und für die praktische Arbeit unzureichend veröffentlicht, so daß jeder Ergotherapeut seine eigenen Überlegungen und Programme erstellen mußte, ohne auf Bewährtes oder fundiertere Überlegungen zurückgreifen zu können. Diese defizitäre Situation stellt besonders Berufsanfänger, Kollegen, die in das Fachgebiet Rheumatologie wechseln, und diejenigen, die nur vereinzelt cP-Kranke zu behandeln haben, vor Schwierigkeiten. Um diese Lücke zu schließen, haben wir, drei Ergotherapeut(inn)en und eine Diplompädagogin, ein allgemeingültiges und übertragbares Curriculum für Ergotherapeuten erstellt, die Patienten in gelenkschützenden Maßnahmen unterrichten wollen.

Nun hat uns nicht der Zufall oder ein selbstloser Idealismus zusammengeführt; vielmehr wurde uns die Aufgabe, ein Curriculum für Gelenkschutzunterweisungen zu erstellen, im Herbst 1985 vom „Modellverbund" angetragen. Dieser Modellverbund ist ein Zusammenschluß von wissenschaftlichen Mitarbeitern der fünf vom Bundesministerium für Forschung und Technologie (BMFT) geförderten Modelle zur Verbesserung der ambulanten und wohnortnahen Versorgung von Patienten mit chronischer Polyarthritis. Seit 1984 versuchen die fünf Modellprojekte für den begrenzten Zeitraum von 5 Jahren, von unterschiedlichen Bedingungen und Schwerpunkten ausgehend, eine verbesserte ambulante Versorgung für diese Patientengruppe zu erproben. Alle ergotherapeutischen Autoren dieses Curriculums arbeiten in diesen Modelleinrichtungen, wo wir zusätzlich zur therapeutischen Arbeit mit cP-Patienten versuchen, an einer qualitativen und quantitativen Verbesserung des ergotherapeutischen Leistungsangebots mitzuwirken.

Die Erarbeitung eines Curriculums schien uns ein sinnvolles gemeinsames Anliegen zu sein, da wir alle über Erfahrungen in der praktischen Arbeit mit Rheumakranken verfügen. Aber die Fähigkeiten und Erfahrungen von uns drei Ergotherapeuten hätten nicht ausgereicht, um dieser pädagogischen Aufgabe gerecht zu werden. So konnte diese Arbeit nur in Zusammenarbeit mit einer Diplompädagogin entstehen. Sie trug wesentlich dazu bei, das ergotherapeutische Fachwissen durch eine pädagogisch ausgerichtete Sicht- und Arbeitsweise zu ergänzen.

Bereits der Begriff „Curriculum" bedurfte zu Beginn unserer Arbeit einer Klärung. Wir lernten, darunter nicht nur eine Stoffsammlung für die inhaltliche Gestaltung der Seminare zu sehen, sondern über die Lerninhalte hinaus auch wie Angaben über Lernziele, Methoden und Medien zu machen sind. Auch war der Umgang mit theoretisch-pädagogischen Grundlagenwissen für die meisten von uns neu und ungewohnt. Denn die Erarbeitung eines Curriculums hieß, einen Lehrplan mit allen dazugehörigen Lehr- und Lernmitteln aufzustellen. Dies erforderte grundlegendes Wissen über Lehr- und Lernabläufe.

Unsere Zielgruppe sind Kolleg(inn)en, die Gruppen von cP-Patienten in gelenkschützenden Maßnahmen unterrichten wollen. Sie sollen mit unserem Curriculum einen Leitfaden an die Hand bekommen, in dem Lernziele und -inhalte verständlich formuliert sind und beschrieben wird, mit welchen Methoden diese didaktischen Ziele zu erreichen sind. Es werden darüber hinaus Hilfen für die Lernmittelbereitstellung gegeben. Da wir davon ausgehen, daß Ergotherapeuten die pädagogische Sprache eines Curriculums ungewohnt oder fremd ist, haben wir didaktisch-methodische Überlegungen vorangestellt. Darin werden vor allem Fragen zur Bedingungs- und Zielanalyse, zur Methodik, Motivation und zur Operationalisierung der Lernziele erörtert. Im Anhang finden sich Vorschläge für Medien und Unterrichtsmaterialien, eine Sammlung mit Hinweisen zum Gelenkschutz in unterschiedlichen Lebensbereichen und eine Literaturliste.

Kontroversen und langes Ringen um verständliche Formulierungen zeichneten unsere Zusammenarbeit aus. Wo unsere Diskussionen keine Einigung erbrachten, finden sie auch ihren Niederschlag im Curriculum.

Ein Curriculum kann lediglich Ziele und Inhalte im Vorfeld abklären und Hinweise geben. Es kann die späteren Gruppenleiter nicht davon entbinden, Ziele und Inhalte aufgrund der spezifischen Bedingungen selbst zu modifizieren. Ein Curriculum ist kein Rezeptbuch; es kann dem Leiter nicht die intensive Vor- und Nachbereitung seiner Seminarstunden abnehmen.

Trotz unserer oft beschwerlichen und langwierigen Auseinandersetzungen mit der ungewohnten Materie empfanden wir die Zusammenarbeit in der Gruppe als persönliche Bereicherung für unsere tägliche Arbeit.

Kapitel 2
Die Chronische Polyarthritis

Wir setzen voraus, daß das klinische Bild der chronischen Polyarthritis Ergotherapeuten gut bekannt ist. Auch in der Literatur ist die Erkrankung vielfach beschrieben worden, so daß wir uns an dieser Stelle auf 2 Schwerpunkte beschränken wollen:
- die pathologischen Veränderungen an den Gelenken eines Erkrankten,
- die Auseinandersetzung des Erkrankten mit seinem chronischen Leiden und die Entwicklung von Anpassungsstrategien.

Pathologische Veränderungen

Die chronische Polyarthritis ist eine entzündliche, meist chronisch fortschreitende Allgemeinerkrankung, die den Erkrankten bis zum Ende seines Lebens belasten kann. Sie manifestiert sich vorwiegend an den Gelenken, es können aber auch Strukturen außerhalb der Gelenke betroffen sein. Meistens beginnt sie an den Hand-, Finger- und Zehengelenken. Die rheumatische Erkrankung führt sowohl zu pathologischen Veränderungen am Knochen oder Knorpel als auch an der Gelenkkapsel, den Bändern, den Sehnen und der Muskulatur.

Aufgrund der immer wiederkehrenden, zerstörend wirkenden Entzündungsschübe entwickelt sich im Verlauf der Erkrankung eine Beeinträchtigung des Bewegungsausmaßes, der Muskelkraft und der Bewegungssteuerung. Diese ist je nach Aktivität des Krankheitsprozesses bei jedem Kranken unterschiedlich.

Die eigentliche Ursache der Erkrankung ist nach wie vor unbekannt, man weiß lediglich, daß ihr eine Störung im Immunsystem zugrunde liegt. Der Verlauf der Erkrankung kann zwar mit Medikamenten günstig beeinflußt, aber durch keine Maßnahme zuverlässig gestoppt werden. Es lassen sich hinsichtlich der Schwere und der Intensität der Erkrankung unterschiedliche Verläufe beobachten. Bei ca. 10% der Erkrankten verläuft die Erkrankung so schwerwiegend, daß sie im Spätstadium völlig auf fremde Hilfe angewiesen sind.

In einem hohen Prozentsatz sind die Hand- und Fingergelenke betroffen. Das besondere Augenmerk in der ergotherapeutischen Behandlung richtet sich deshalb auf die Krankheitszeichen an der oberen Extremität, weil diese im Laufe der Zeit zu den Funktionsverlusten führen, die den Patienten in ganz besonderer Weise bei seinen täglichen Verrichtungen behindern und ihn von seiner Umgebung abhängig machen können. Im Verlauf der Erkrankung lassen sich an der Hand folgende Deformitäten beobachten:

- (Sub-)Luxation oder Bajonettstellung des Handgelenks,
- Torsion der Handwurzelknochen,
- Radialabweichung der Mittelhand,
- Ulnarabweichung der Langfinger,
- (Sub-)Luxation der Grundgelenke,
- Schwanenhalsdeformität,
- Knopflochdeformität,
- 90/90-Deformität des Daumens.

Häufig finden wir an den Händen langjährig Erkrankter mehrere der genannten Deformitäten gleichzeitig. Es ist dann selten möglich, die eigentliche Ursache komplexer Funktionsveränderungen aufgrund der vielfachen Deformitäten herauszufinden.

In der Literatur ist nur wenig über die Gründe für die Entstehung einer Deformität zu finden. Möglicherweise liegt dies am komplizierten anatomischen Aufbau der Hand und am Fehlen ausreichender Kenntnisse über den pathologischen Prozeß. So ist es auch nicht möglich, bei Patienten, die noch keine Deformitäten aufweisen, Prognosen hinsichtlich zu erwartender Deformitäten anzustellen. Dies stellt Ergotherapeuten immer wieder vor Probleme und Unsicherheiten, wenn es um die tertiäre Prävention durch Schienenversorgung und gelenkschützende Maßnahmen geht. Denn wir können bei keiner unserer präventiven Maßnahmen mit Sicherheit voraussagen, geschweige denn beweisen, daß dadurch eine zu befürchtende Deformität verhindert wird.

Das Leiden ist nicht nur durch eine körperliche Behinderung im Alltag, sondern auch durch mehr oder weniger intensive Schmerzen gekennzeichnet, die dem Erkrankten zeitweilig weder eine konzentrierte Arbeit noch einen ruhigen Schlaf ermöglichen. Der verständliche Wunsch nach Verringerung der Schmerzen steht bei vielen Betroffenen noch vor dem Wunsch nach Verbesserung der Funktionsfähigkeit. Müdigkeit und die Morgensteifigkeit in den Gelenken schränken den Aktionsradius der Erkrankten noch zusätzlich ein.

Wenn es auch aufgrund der unbekannten Ätiologie der chronischen Polyarthritis keine kausale Behandlung gibt, so steht doch eine Vielfalt von Behandlungsmöglichkeiten zur Verfügung, um die Symptome und Auswirkungen der chronischen Erkrankung zu mildern. Neben den medizinischen Behandlungsmöglichkeiten durch Medikamente, Operationen und physikalische Therapie einschließlich Ergotherapie rückte in den letzten Jahren verstärkt die Notwendigkeit in das Bewußtsein der Therapeuten, sich der psychosozialen Auswirkungen der chronischen Erkrankung gezielter als bisher anzunehmen.

Krankheitsbewältigung

Die lebenslange, oft fortschreitende körperliche Erkrankung wirkt sich auf das seelische Gleichgewicht der Erkrankten aus, auch mit Folgen für den familiären und sozialen Bereich ist zu rechnen. So können z. B. starke Zukunftsängste auftreten. Da bisher noch keine zuverlässigen Prädiktoren gefunden wurden, die uns Hinweise geben könnten, wie sich die Erkrankung des einzelnen Betroffenen entwickeln wird, können wir die von Patienten geäußerten Ängste vor Bettlägerigkeit und Rollstuhldasein nicht mit medizinischen Informationen und Studienergebnissen abwehren. Diese Ängste sind von uns in ihrer individuellen Bedeutung und Aussage wahrzunehmen, und, wenn es uns möglich erscheint, mit dem Patienten zu besprechen. Nie sollten diese latenten Ängste für die eigenen vermeintlich therapeutischen Absichten eingesetzt werden, und sei es auch nur unterschwellig, z. B. nach dem Motto: „Wenn Sie die Regeln des Gelenkschutzes nicht beachten, müssen Sie sich nicht wundern, wenn Sie im Rollstuhl landen."

Natürlich führen auftretende körperliche Symptome nicht zwangsläufig bei jedem Erkrankten zu einem schwerwiegenden Verlust des Gleichgewichts im psychischen oder sozialen Bereich. Jeder Betroffene entwickelt aus seiner persönlichen Lebensgeschichte heraus eine ihm eigene Strategie, um im Gleichgewicht bleiben zu können. Er entwickelt Mechanismen, um die Belastungen zu reduzieren und somit eine Stabilisierung und Normalisierung seiner Lebenssituation zu erreichen. Einem sichtbaren Krankheitszeichen, z. B. einer entstehenden Ulnardeviation der Langfinger, die den Patienten bei wichtigen Verrichtungen in immer stärkerem Maße behindert bzw. sie verunmöglicht, setzt der Betroffene subjektive Strategien entgegen. Hier wären vor allem die psychische Verarbeitung der körperlichen Beeinträchtigung und das Finden von Kompensationsmöglichkeiten zu nennen. Von dieser Leistung des Patienten hängt es unter anderem ab, in welcher Form er seine Mißempfindungen, Einschränkungen und Benachteiligungen der Umgebung mitteilt und sie damit auch stören kann, oder aber, inwieweit er diese mit dem Leiden gekoppelten Faktoren verarbeitet und damit mit allen Personen in seiner Umgebung in einem akzeptablen Gleichgewicht bleibt.

Auf die Bedeutung von Bewältigungsstilen wird in der Literatur mehrfach hingewiesen. Eine Reihe von Autoren haben verschiedene Anpassungs-(Coping-) Strategien von Erkrankten beschrieben. Beispielhaft seien hier Moos u. Tsu (1977) genannt, die 7 Coping-Strategien zusammengestellt haben, die der Erkrankte häufig anwendet, um sein Leiden leichter zu bewältigen:

- Verleugnen oder Herunterspielen der Schwere seiner Krisensituation,
- Suche nach emotionaler Hilfe durch die Familie, Freunde und medizinisches Personal,
- Suche nach relevanter Information,
- Lernen, mit körperlichen Gebrechen zu leben,
- sich Ziele setzen, um z. B. bei Immobilität zu einem bestimmten Zeitpunkt wieder laufen zu können,
- Umdenken in Alternativen,
- Glauben an ein göttliches Prinzip.

Wiener (1975) hat für den stark verunsicherten cP-Patienten wünschenswerte Copingstrategien beschrieben, mit deren Hilfe sich die Betroffenen den Gegebenheiten der Behinderung anpassen können. Hauptursache für eine starke Verunsicherung ist meist die Furcht vor der eigenen Hilflosigkeit. Die Strategien, die entwickelt werden sollen, haben das Ziel, ein weitgehend normales Leben zu ermöglichen. Der Kranke sollte sich auf seine veränderten Lebensmöglichkeiten einstellen. Um Kräfte zu sparen, ist es sinnvoll, Arbeiten und Aktivitäten in kleinere Einheiten zu zerlegen. Als wesentliche Faktoren für den Umgang mit der Krankheit sieht Wiener die Verstärkung der Hoffnung auf Erleichterung und die

Abnahme der Furcht vor Verschlimmerung an. Es hänge jedoch völlig vom einzelnen Patienten ab, welche Energiereserven er mobilisieren kann und will, um bei fortschreitender Bewegungseinschränkung der Unselbständigkeit entgegenzuwirken.

Doch der Prozeß und das Ergebnis der Krankheitsverarbeitung hängen nicht nur von der Persönlichkeit des Patienten und seiner Lebenssituation ab, sondern auch von den unterstützenden Bedingungen, die etwa im Rahmen der Therapie oder der Rehabilitation angeboten werden. Auch die Ergotherapie, deren Aufgabe hauptsächlich darin besteht, Hilfen bei der Bewältigung des Alltags zu geben, kann wesentlich dazu beitragen, daß cP-Kranke adäquate Bewältigungsstrategien entwickeln.

Kapitel 3
Gelenkschutz

Es ist vor allem Merete Brattströms Buch *Gelenkschutz und Rehabilitation bei chronischer Polyarthritis* zu verdanken, daß die Idee des Gelenkschutzes als unentbehrlicher Bestandteil systematisch in die Behandlung von Patienten mit chronischer Polyarthritis integriert wurde. Ihr Buch richtet sich nicht nur an Rheumakranke und Ergotherapeuten; es macht deutlich, daß die Gelenkschutzprinzipien von allen Personen und Berufsgruppen beachtet werden sollten, die mit Rheumakranken arbeiten.

Der Gelenkschutz beruht auf pathoanatomischen und pathophysiologischen Erkenntnissen und der daraus abzuleitenden gestörten Biomechanik der rheumatisch entzündeten Gelenke. Trotz fehlender Evaluationsforschung erscheint die Bedeutung gelenkschützender Maßnahmen aufgrund dieser Erkenntnisse so offensichtlich, daß in der Behandlung von Polyarthritikern der allergrößte Wert auf die sachgerechte Vermittlung des Gelenkschutzes gelegt wird.

Ein Gelenkschutztraining erscheint besonders im frühen Stadium der Erkrankung erfolgversprechend, bevor irreversible Schädigungen und Deformitäten eingetreten sind. Aber auch bei bereits vorhandenen Gelenkveränderungen sollte durch eine entsprechende Gelenkentlastung einem weiteren Fortschreiten der Deformitäten entgegengewirkt und eine Schmerzlinderung angestrebt werden.
Die therapeutischen Ziele des Gelenkschutzes sind:

- Schmerzlinderung,
- Akzeptanz der krankheitsbedingten Belastungsgrenzen,
- Verhinderung von Schonhaltungen, falschen Bewegungsmustern, Gelenkkontrakturen,
- Erhaltung der Gelenk- und Muskelfunktionen,
- Verhinderung drohender Gelenkdeformitäten aufgrund von Über- und Fehlbelastungen und statischer Überbeanspruchung.

Um diese Ziele zu erreichen, stehen dem Ergotherapeuten folgende Möglichkeiten zur Verfügung:

- Richtige Lagerung des Patienten in akuten Krankheitsphasen,
- Information des Betroffenen über die günstigste Lagerung während der Ruhephasen am Tag und in der Nacht,
- funktionelle Übungsbehandlung,
- Versorgung mit Orthesen,
- Information des Patienten hinsichtlich gelenkentlastender Arbeitsweisen und -haltungen,
- Einübung der neuen Arbeitsweisen,

- Einübung von Trickbewegungen,
- Anleitung zum sachdienlichen Gebrauch von Hilfsmitteln,
- Verbesserung der räumlichen Umgebungsbedingungen eines Erkrankten unter Beachtung der Gelenkschutzprinzipien, d. h. Wohnungs- und Arbeitsplatzanpassungen.

Die Prinzipien des Gelenkschutzes müssen selbstverständlich bei der Therapieplanung und der therapeutischen Vorgehensweise beachtet werden.

Erfahrungsgemäß werden vom Patienten alle Hilfen, Hilfsmittel und gelenkschonenden Maßnahmen, die ihm eine baldige, spürbare Erleichterung bringen, eher akzeptiert und begrüßt als Maßnahmen, deren Erfolge in einer ungewissen Zukunft liegen, wie z. B. Griffverdickungen, die die ulnar und volar wirkenden Kräfte auf entzündete Grundgelenke verringern und damit der befürchteten Subluxation dieser Gelenke entgegenwirken sollen.

Der Gelenkschutz kann aber nicht allein als eine (Be-)Handlung am Patienten von seiten der Therapeuten betrachtet werden. Der Schutz der Gelenke erfordert vielmehr, den Patienten so grundlegend zu informieren, daß er den Gelenkschutz selbständig in seinem täglichen Leben praktizieren kann; der eigentliche und wirksamste Gelenkschutz kann letztlich nur vom Kranken selbst erbracht werden, da nur er seine täglichen Arbeiten und Belastungen unter dem Gesichtspunkt des Gelenkschutzes beurteilen kann. Es sind die im Alltag auf die Gelenke einwirkenden Kräfte, die üblichen Verrichtungen und Gewohnheiten, die je nach Größe der Beanspruchung kranke und dadurch verletzlich gewordene Gelenkstrukturen mehr oder weniger stark belasten und gefährden.

Ein Gelenkschutztraining kann sowohl als Präventivmaßnahme als auch als eine Möglichkeit betrachtet werden, in der der Betroffene lernt, adäquat mit den Auswirkungen der Krankheit umzugehen. Beides setzt von seiten des Patienten eine Bereitschaft zum Lernen, d. h. eine Motivation voraus. Der Patient darf deshalb nicht als Objekt unserer therapeutischen Handlung gesehen werden. Er ist ein lernendes und handelndes Individuum. Nicht die Anweisung steht im Vordergrund, sondern die Anleitung, die die Möglichkeit zum eigenverantwortlichen Umgang mit der Krankheit entwickeln hilft.

In der Regel können wir beim erwachsenen chronisch Kranken voraussetzen, daß er lernen möchte, mit den Krankheitsauswirkungen zurechtzukommen. Es liegt an uns, die Lernbereitschaft aufzugreifen und zu fördern und sie nicht durch besserwisserisches, omnipotentes therapeutisches Verhalten zu unterdrücken. Unsere Aufgabe als Lehrende besteht darin, dem Patienten Entscheidungshilfen im Hinblick auf den Schutz seiner Gelenke zu geben. Erfahrungsgemäß müssen wir dafür sein bisheriges Wissen und das Verständnis über die durch die chronische Polyarthritis hervorgerufenen pathoanatomischen und -physiologischen Veränderungen ergänzen, da sich erst durch die korrekten medizinischen Kenntnisse die Gelenkschutzmaßnahmen erklären lassen.

Dies ist oft leichter gesagt als getan. Wir können zwar in der Regel davon ausgehen, daß Patienten bereits Vorstellungen über ihr Krankheitsbild und darüber, wie mit den Auswirkungen der Krankheit umzugehen ist, entwickelt haben; diese Vorstellungen können aber unseren medizinischen Erkenntnissen diametral entgegenstehen, so daß manchmal zu befürchten ist, daß der Patient aufgrund seines mangelnden Wissens und falschen Verhaltens sich unnötig schadet. Gerade deshalb müssen wir zunächst seine Vorstellungen anhören, um am Ausgangspunkt des Patienten anknüpfen zu können. Zur Entwicklung eines gemeinsamen Verständnisses des Gelenkschutzes bedarf es erst einmal einer stabilen und vertrauensvollen Beziehung. Erst ein solches Vertrauensverhältnis wird die Bedingung schaffen, daß neues und vertiefendes Wissen über den Gelenkschutz aufgenommen wird. Gelenkschutzunterweisungen, die auf eine alleinige Bekehrung von Ungläubigen und Unwissenden ausgerichtet sind, werden nicht die von uns gewünschte therapeutische Wirkung zeigen.

Neben der theoretischen Vermittlung müssen die Gelenkschutzprinzipien in Seminargruppen geübt und praktisch angewendet und in noch unbekannten Situationen erprobt werden. Für diesen wichtigen und umfangreichen, vom Patienten zu leistenden Transfer sollte genügend Zeit und Geduld vorhanden sein. Erst wenn bisher gewohnte Handlungsabläufe bewußt sind, nachfolgend die Gelenkschutzprinzipien in den Alltag umgesetzt und systematisch eingeübt werden, können zunächst ungewohnte, manchmal auch unbequeme neue Handhabungen und Bewegungsabläufe beibehalten werden.

Der Therapeut sollte über Kenntnisse verfügen, wie er die erforderlichen Lernprozesse positiv beeinflussen kann, um eine langfristige Verhaltensänderung zu erzielen. Er kann nicht davon ausgehen, daß er durch ausschließliche Information Verhalten ändert. Erst wenn der Patient neue Handgriffe und Bewegungsabläufe selbstverständlich praktiziert, wird man von einer gelungenen Verhaltensänderung sprechen können.

Wenn wir fordern, daß der Erkrankte den Gelenkschutz in den gesamten Tagesablauf integrieren soll, so wird dies nur stufenweise zu erreichen sein; es sollten also zunächst Schwerpunkte oder Teilziele angestrebt werden.

Ferner ist zu berücksichtigen, daß eine umfassende Verhaltensänderung im Sinne des Gelenkschutzes nicht innerhalb des von uns festgelegten relativ kurzen Zeitraums des Seminars zu erreichen ist. Der Patient erwirbt nicht in einer bestimmten Zeit die „Kunst" des Gelenkschutzes, um dann davon wie von einer Rente zu leben. Der dynamische Prozeß der Erkrankung verlangt von vielen Betroffenen immer wieder eine erneute Auseinandersetzung und Orientierung. Dieser Tatsache sollten wir mit unseren Angeboten Rechnung tragen. Das heißt praktisch, daß das gemeinsame Gespräch zwischen Therapeut und Patient über die Beachtung des Gelenkschutzes in einer krankheitsbegleitenden Therapie immer wieder aufgenommen werden sollte. Es darf nicht bei einer einmaligen Gelenkschutzunterweisung bleiben; meist sind weitere Einzelunterweisungen oder Folgeseminare sinnvoll.

Zusätzlich zur Einzelbehandlung sollte verstärkt die Möglichkeit wahrgenommen werden, Patienten in Gruppen zu unterweisen, da diese dem einzelnen mehr Lern- und Übungsfelder bereitstellt und hier ein Klima geschaffen werden kann, das die Motivation zur Veränderung festgefügter Haltungen durch die Möglichkeit der Identifikation mit anderen Betroffenen anregt. Die aktive Teilnahme am Gruppengeschehen und die emotionale Beziehung der Teilnehmer untereinander stellen hierfür günstige Bedingungen dar.

In der Regel ist der Gelenkschutz für alle Patienten mit einer chronischen Polyarthritis indiziert. Wir halten es aber für sinnvoll, für das von uns vorgeschlagene Seminar Auswahlkriterien zu beachten. Mit unserem Konzept für die Seminararbeit sollen in erster Linie Patienten, die sich in den Steinbrocker-Stadien II und III befinden, angesprochen werden. Die Anamnesedauer spielt keine Rolle. Sowohl für die Gruppe der bedingt gesunden Patienten im Steinbrocker-Stadium I als auch für die Gruppe der Schwerstbehinderten im Steinbrocker-Stadium IV sollten gesonderte Seminare konzipiert und durchgeführt werden.

Dabei ist uns bewußt, daß eine Indikationsstellung aufgrund der Stadieneinteilung nach Steinbrocker ein eher grobes Raster darstellt. Es schien uns jedoch geeignet, da es allgemein bekannt ist, und sich die Steinbrocker-Einteilung auf interdisziplinär bekannte Kriterien stützt.

Nicht geeignet für unser Seminar sind Patienten, die keine Motivation zur Verhaltensänderung im Sinne des Gelenkschutzes zeigen oder die es ablehnen, mit medizinischem Wissen konfrontiert zu werden. Eine Kontraindikation besteht auch für die „Rheumakranken", die nicht an einer chronischen Polyarthritis leiden. Unser Konzept gilt ausschließlich für cP-Kranke, so daß diese speziellen Informationen für Patienten mit anderen rheumatischen Krankheitsbildern nicht geeignet sind. Mit einem modifizierten Programm ließen sich allerdings auch Patienten mit anderen entzündlich-rheumatischen Erkrankungen unterweisen.

Kapitel 4
Didaktisch-methodische Überlegungen

In den vorherigen Überlegungen wird deutlich, daß der Gelenkschutz nicht allein eine therapeutische, sondern auch eine pädagogische Aufgabe darstellt.

Wollen Ergotherapeuten Patienten in gelenkschonenden Arbeitsmethoden unterweisen, so befinden sich diese in der Situation des Lehrenden und der Patient in der des Lernenden.

Lernen wird definiert als ein Prozeß, durch den das Verhalten von Lebewesen aufgrund von Erfahrung und Übung relativ dauerhaft entsteht oder verändert wird.

Für diesen Lernprozeß müssen Bedingungen geschaffen werden, unter denen Anstöße zu einer Veränderung von Verhalten möglichst wirksam werden können. Dies erscheint in einer thematisch zentrierten, auf den Patienten ausgerichteten Gruppensituation, wie sie durch ein Seminar gegeben ist, am sinnvollsten. Mit Hilfe einer Seminargruppe ist u. E. das geplante Ziel ökonomischer und effektiver zu erreichen als in einer Einzelunterweisung. Daher haben wir bei der Erarbeitung des Curriculums verstärkt die Gruppensituation im Blick gehabt. Doch sind sicher die einzelnen Planungsschritte und inhaltlichen Elemente auch auf die Einzelunterweisung oder Einzelbehandlung zu übertragen. Denn ein Curriculum formuliert „Richtlinien für die Lehrenden, die Alternativen zulassen und einer auf die spezielle Unterrichtssituation bezogenen Ausformung bedürfen" (Potthoff 1975).

In einem Curriculum muß auch der Lernende mit seinen Lernvoraussetzungen und seiner Lernfähigkeit betrachtet werden. Die Qualifikationen, die er im Lernprozeß erwerben soll, sind darin festzulegen. Ferner müssen Aussagen über die Lerninhalte und über Methoden, Materialien, Medien und Lernzielkontrollen gemacht werden, die den Lernprozeß initiieren, fördern und optimieren können.

Eine sinnvolle Unterweisung erfordert also ein planvolles Vorgehen, dessen Durchführung methodisch-didaktische Überlegungen voraussetzt.

Sachanalyse

Vor jeder Vermittlung von Lerninhalten ist es notwendig, sich mit den Inhalten, dem „Gegenstand" an sich auseinanderzusetzen. Für dieses Curriculum bedeutet das eine Auseinandersetzung mit den Themen „chronische Polyarthritis" und „Gelenkschutz", um sich die einzelnen inhaltlichen Anforderungen dieser Themen und ihrer besonderen Problematik zu verdeutlichen.

Bedingungsanalyse

Eine Unterweisung vollzieht sich immer unter bestimmten Bedingungen, die ihren Ablauf entscheidend mitbestimmen und oft von den eigentlichen Inhalten unabhängig sind. Diese Bedingungen sollten bei der Seminarplanung genau analysiert werden.

Zielgruppe/Adressatenkreis
„An wen richtet sich die Unterweisung/das Seminar? Wem will ich etwas vermitteln?" Im Falle unseres Curriculums handelt es sich um eine konkrete Zielgruppe: Patienten mit chronischer Polyarthritis.

Diese unterscheiden sich in Alter und Geschlecht, Berufstätigkeit, häuslichem Umfeld und vor allem hinsichtlich des Schweregrades und der Dauer der Erkrankung. Für den Ergotherapeuten sind daher 2 Überlegungen wichtig. Einmal muß er wissen, mit welchen Problemen die cP-Kranken belastet sein können, und sich in deren Problematik einfühlen können. Zum anderen ist es erforderlich, Überlegungen zur Zusammensetzung der jeweiligen Gruppe anzustellen.

Dazu sollte sich der Ergotherapeut möglichst bereits zu Beginn seiner Planungsphase die Frage stellen: „Welche Lernvoraussetzungen bringt der einzelne mit?"

Dazu gehören das Vorwissen, das Krankheitsverständnis, aber auch intellektuelle Fähigkeiten, Bildungsniveau, Konzentrationsfähigkeit. Patienten, die bereits Jahre mit ihrer Erkrankung leben, befinden sich in einer anderen Phase der Krankheitsverarbeitung als jene Betroffenen, die gerade „frisch" erkrankt sind. Erfahrungen mit Therapien und Therapeuten sind dann bereits gemacht worden, z.T. ist auch ein vermehrtes medizinisches Wissen vorhanden, das durch Teilnahme an Informationsveranstaltungen der Deutschen Rheuma-Liga oder während eines Kuraufenthaltes verstärkt wurde. Ferner werden die Lernvoraussetzungen vom Alter der Teilnehmer geprägt. Mit zunehmendem Alter wird die Belastbarkeit hinsichtlich Dauer der Veranstaltung, intellektueller Aufnahmefähigkeit und der Gedächtnisleistungen geringer. Zwar kann die cP in jeder Altergruppe auftreten, aber die Gruppe der 50- bis 60jährigen Frauen ist am häufigsten betroffen. Daher werden verstärkt Personen aus diesem Kreis an einer Seminargruppe teilnehmen. Allerdings ist die Altersstruktur der Gruppe sicherlich auch von der Art der behandelnden Institutionen abhängig. Auch für die nächste Frage: „Welche Bedürfnisse, Erwartungen werden die Teilnehmer haben?", spielen die bereits angesprochenen Faktoren eine Rolle. In den bereits durchgeführten Seminaren in der Volkshochschule Unna wurden seitens der Teilnehmer recht konkrete Erwartungen geäußert. Sie wollten lernen, mit Schwierigkeiten in Haushalt und Beruf besser umgehen zu können. Sie hatten also sehr stark das Bedürfnis nach praktischen Tips für die Bewältigung des täglichen Lebens. Bei den Betroffenen mit erst geringen krankheitsbedingten Beeinträchtigungen lagen die Erwartungen eher im Bereich der Prävention, aber auch in der Suche nach Möglichkeiten, die Erkrankung zu bewältigen. So äußerte eine Teilnehmerin: „Die cP ist eine Krankheit, die den Menschen selbst in Unordnung bringt."

Institutionelle Rahmenbedingungen

Neben dem sehr wichtigen Aspekt des Adressatenkreises ist bei der Bedingungsanalyse auch die Frage nach den Rahmenbedingungen, unter denen die Gelenkschutzunterweisungen stattfinden sollen, zu stellen. Diese Rahmenbedingungen können sehr unterschiedlich sein: Gelenkschutzunterweisungen finden sicher zu einem großen Teil in Kliniken statt, sind aber auch an außerklinischen Institutionen denkbar, z. B. einer ergotherapeutischen Praxis oder, wie in Unna praktiziert, der Volkshochschule oder in einem Kursus der Deutschen Rheuma-Liga. Je nach Institution kommen die Seminarteilnehmer auf Verordnung des Arztes oder freiwillig, aus eigenem Antrieb nach Rücksprache mit dem Arzt.

Ist der Teilnehmer Patient einer Klinik, muß er sich vom Rollenverständnis in unserem Gesundheitssystem als jemand betrachten, der sich einer Institution, der Klinik, anpaßt, z. B. in seiner täglichen Zeiteinteilung. Aufgrund seiner Krankenrolle kann er die Verantwortung für sein tägliches Leben und die Besserung seiner Erkrankung an das Pflegepersonal bzw. an das therapeutische Personal abgeben. Diese Krankenrolle steht im Widerspruch zu der Selbständigkeit und Eigenverantwortung, die wir in Gelenkschutzseminaren fordern. Dieser Konflikt läuft oft sowohl für den Leiter als auch für die Teilnehmer nicht bewußt ab, sollte aber bei der Planung wie auch bei den Erwartungen des Leiters an den Teilnehmer berücksichtigt werden.

Auch organisatorische Überlegungen und Schwierigkeiten können bereits während der Planung geregelt werden, wenn man sich die institutionellen Bedingungen klarmacht. So können zeitliche Überschneidungen mit anderen Therapien, Visiten o. ä. vermieden und auch inhaltliche Absprachen, etwa mit dem Pflegepersonal, getroffen werden.

Auch die äußeren Gegebenheiten wie etwa die Beschaffenheit der Räumlichkeiten können bereits im Vorfeld mit in die Überlegungen einbezogen werden. Ist der Raum für praktische Übungen nutzbar, ist z. B. das Öffnen eines Fensters oder Wasserhahns möglich? Haben die Patienten/Teilnehmer dadurch die Möglichkeit, das Gelernte sofort in praktisches Tun umzusetzen? Ist eine Küche vorhanden, die benutzt werden kann? Gehen die Patienten/Teilnehmer nach jeder Unterweisung nach Hause und können dort „vor Ort" neue Handgriffe probieren, sich beobachten, Erfahrungen sammeln? Sind ausreichend Hilfsmittel zum Demonstrieren und Ausprobieren vorhanden? Welche Medien können zur besseren Veranschaulichung der Lerninhalte eingesetzt werden?

Diese Fragen müssen unter Berücksichtigung der jeweiligen Institution und Situation geklärt und einbezogen werden.

Zeitlicher Rahmen

Ein weiterer wichtiger Aspekt ist der Zeitrahmen, der auch häufig vom jeweiligen institutionellen Rahmen mitbestimmt wird. Beachtet werden müssen dabei jedoch vor allem die Kapazität und Leistungsfähigkeit der Patienten, die aufgrund ihrer Erkrankung weniger belastbar sein können und daher nicht überfordert werden sollten.

Nach den bisherigen Erfahrungen kann gesagt werden, daß eine einzelne Seminareinheit nicht länger als 1,5–2 h dauern sollte. Es ist bei den Treffen möglichst auf Gleichförmigkeit und Regelmäßigkeit zu achten, d. h. die Gruppe trifft sich in regelmäßigen Zeitabständen, z.B. jeden Montag zur gleichen Zeit im gleichen Raum. Zu den Aufgaben des Leiters gehört es auch, auf die Einhaltung der Zeit zu achten; durch einen fest begrenzten Zeitraum gewinnen Seminare an Konzentriertheit. Als Gesamtdauer des Seminars haben sich 10-15 Doppelstunden bewährt. Der Umfang von ca. 20-30 h wird erfahrungsgemäß von Teilnehmern als angemessen betrachtet. Es sollten nicht weniger sein, um die im Curriculum angegebenen Ziele erreichen zu können; es müssen aber auch nicht mehr sein.

Zu diskutieren wäre das Angebot von einigen Wiederholungsstunden bzw. zwanglosen Nachfolgetreffen, um Erfahrungen auszutauschen und aufgetretene Fragen aufzugreifen.

Die begrenzte Aufenthaltsdauer von Patienten in Kurkliniken muß kein Hindernis sein, die Seminare im oben genannten Umfang durchzuführen. Möglich ist z.B. die tägliche Gelenkschutzstunde. Wenn eine Unterweisung in diesem Umfang nicht durchführbar ist, müssen konsequenterweise Ziele und Inhalte gekürzt werden.

Zielanalyse und Formulierung von Zielen

In der Therapie wie auch in pädagogischen Prozessen ist die Frage nach den anzustrebenden Zielen von wesentlicher Bedeutung. In der Unterrichtsplanung wird dabei von Lernzielen gesprochen.

Unter Lernziel wird eine Aussage verstanden, die die beabsichtigten Ergebnisse eines Unterrichts beschreibt. Dabei ist diese Aussage nur in dem Maße brauchbar, wie sie dem Lehrer die Unterrichtsabsicht verdeutlicht und das vom Lernenden erwartete Endverhalten beschreibt oder definiert.
Das Endverhalten ist definiert durch:

a) Bestimmung und Bezeichnung des beobachtbaren Verhaltens, das als Zeichen dafür gelten kann, daß der Lernende das Lernziel erreicht hat;
b) die Beschreibung der erforderlichen Bedingungen, unter denen das Verhalten als Lernerfolg gelten soll (z.B. Einsatz von Hilfsmitteln) (s. Mager 1965).

Für das Gelenkschutzcurriculum bedeutet dies die Auseinandersetzung mit der Frage: Welche Ziele müssen erreicht sein, d.h. welches Verhalten soll der Teilnehmer zeigen, um das Gelenkschutzseminar als erfolgreich betrachten zu können?

Die Auseinandersetzung mit der Frage: „Was will ich als Lehrender erreichen?", kann auf 3 Ebenen geschehen.

Richtziele:
Zunächst einmal muß geklärt werden, was der Patient nach Abschluß der gesamten Unterweisung kann und nach welchen Zielen das gesamte Seminar ausgerichtet werden soll.

Solche Richtziele haben ein relativ hohes Abstraktionsniveau, d.h. sie werden mit unspezifischen und umfassenden Begriffen beschrieben und drücken das gewünschte Verhalten des Lernenden recht global aus. Bezogen auf den Gelenkschutz heißt ein solches Richtziel z.B.:

Der Patient soll gelenkschonendes Verhalten in seinem persönlichen, alltäglichen Tagesablauf praktizieren können.

Hier wird noch nicht beschrieben, in welcher Form, bei welchen einzelnen Tätigkeiten er den Gelenkschutz praktizieren soll und wie dies im Einzelfall aussieht.

Grobziele:
Auf der nächsten darunterliegenden Ebene werden die Grobziele beschrieben. Diese drücken das erwartete Verhalten bereits wesentlich konkreter aus als Richtziele. Im Gelenkschutzcurriculum geben sie das Verhalten an, das der Patient nach einer Lerneinheit (Lernsequenz) zeigen soll.

Feinziele:
Relativ eindeutig und präzise werden die Teil- oder Feinziele auf der dritten Ebene formuliert. Sie geben das erwartete Endverhalten wieder und sollen möglichst wenig Interpretationen zulassen. Diese konkreten Zielformulierungen machen im einzelnen deutlich, was der Patient nach jeder Seminarstunde können soll. Dabei werden diese Formulierungen eindeutiger und damit transparenter, wenn die folgenden 3 Elemente bei der Lernzielbeschreibung beachtet werden:

1) Es müssen beobachtbare Verhaltensweisen (Operationen) angegeben werden. Bei einer ungenauen Formulierung wie z. B.: „Der Patient soll *wissen*, woraus ein Gelenk besteht", wird nicht deutlich, welches Verhalten der Patient konkret zeigen soll. Eindeutiger ist folgende Zielformulierung: „Der cP-Kranke soll die einzelnen Anteile eines Gelenks *nennen* können."
2) Es müssen Bedingungen genannt werden, unter denen das Verhalten auftreten soll. Gemeint ist damit z. B. die Angabe, ob bereits zu diesem Zeitpunkt verlangt wird, daß der Patient bestimmte Tätigkeiten ohne die Anleitung des Therapeuten gelenkschonend ausführt oder ob der Therapeut noch Unterstützungen gewährt. Als Beispiel dafür soll das Feinziel 3.1. angeführt werden: „Der cP-Kranke soll die einzelnen Elemente des ökonomischen Krafteinsatzes als ein Prinzip des Gelenkschutzes erläutern und unter Anleitung an ausgewählten Beispielen praktisch anwenden." An dieser letztgenannten Feinzielbeschreibung wird auch zugleich das dritte Element der Lernzielbeschreibung deutlich.
3) Es muß ein Maßstab angegeben werden, der Auskunft über das Verhalten gibt, das als ausreichend angesehen wird, nämlich „... an ausgewählten Beispielen". Zu diesem Zeitpunkt der Unterweisung wird also vom Patienten noch nicht verlangt, daß er das genannte Gelenkschutzprinzip immer, d. h. in jeder Situation anwendet, sondern eben nur an ausgewählten Beispielen.

Dieses Verfahren, Ziele auf unterschiedlichen Ebenen zu formulieren, mag zunächst umständlich und kompliziert erscheinen. Die Zielvorstellungen des Seminarleiters werden dadurch aber sowohl für ihn selbst als auch für die Patienten klarer. Klare und eindeutige Ziele wiederum können vom Lernenden besser verstanden und reflektiert werden. Seine Bereitschaft, Anstrengungen auf sich zu nehmen, wird sicher dadurch erhöht.

Nur bei konkreten Zielformulierungen ist der Ergotherapeut in der Lage, eine Erfolgskontrolle durchzuführen bzw. eine Rückmeldung zu erhalten. Die Unsicherheit: „Hat das denn nun etwas gebracht?", kann nur dann verringert werden, wenn dem Leiter klar und deutlich ist, welches Verhalten am Ende seiner Unterweisung stehen soll.

Für das vorliegende Curriculum haben wir in diesem Sinne Richtziele, Grobziele und Feinziele formuliert. Deutlich wurde in der Zielauseinandersetzung, daß die Ziele für den Gelenkschutz nicht nur im kognitiven Bereich bleiben können. Die cP-Kranken sollen nicht nur um den Gelenkschutz und seine Prinzipien wissen, sondern – und dies ist das Wesentliche – ihn auch in ihrem alltäglichen Leben anwenden. Dies setzt jedoch voraus, daß sie ihre veränderte Lebenssituation aufgrund der Erkrankung akzeptiert haben. Erst dann ist auch eine Akzeptanz des Gelenkschutzes zu erwarten.

Das Curriculum ist dementsprechend aufgebaut und berücksichtigt in seinen Zielsetzungen den kognitiven, sozioemotionalen und psychomotorischen (Handlungs-)Bereich. Es wurden die folgenden Richtziele formuliert:

1) Der teilnehmende cP-Kranke soll über das theoretische Wissen der Gelenkschutzprinzipien verfügen können.
2) Er soll eine ihm und seinem Krankheitsverlauf adäquate Art und Weise finden, um seine veränderte Lebenssituation akzeptieren zu können.
3) Er soll gelenkschonendes Verhalten in seinem persönlichen alltäglichen Tagesablauf praktizieren können.

Festlegung der zu vermittelnden Inhalte

Eng mit der Zielfrage verknüpft ist die Festlegung der zu vermittelnden Inhalte. Thema der Unterweisung ist der Gelenkschutz; die Inhalte sind hierdurch bereits in einem begrenzten Rahmen abgesteckt. Trotzdem ist es notwendig, noch einmal zu prüfen, was auf dem Hintergrund der Sach- und Bedingungsanalyse zu vermitteln ist, in welcher Reihenfolge und in welcher Breite.

Als Voraussetzung für die Vermittlung der Gelenkschutzprinzipien wird im allgemeinen die Kenntnis der medizinischen Grundlagen gesehen. Diese sind wichtig, um die Notwendigkeit gelenkschonender Maßnahmen einsichtig zu machen. Als medizinische Grundlagen, die für das Verständnis notwendig sind, betrachten wir Kenntnisse über Bedeutung, Aufbau und Funktion der Gelenke sowie über ihre pathoanatomischen und pathophysiologischen Veränderungen.

Besonders bei der Auswahl der medizinischen Inhalte ist es u.E. wichtig, sich zu verdeutlichen, welche Informationen notwendig sind, um den Gelenkschutz zu verstehen. Eine Überfrachtung der Lerninhalte mit Details, die für den Fachmann wichtig und interessant sind, den Laien jedoch nur überfordern, sollte nicht erfolgen. Eine Beschränkung auf das Wesentliche erleichtert den Teilnehmern das Verständnis, auch auf die Gefahr der Vereinfachung hin, und schafft dadurch eine bessere Ausgangsposition, das neu zu Lernende in das bisherige Wissen zu integrieren.

Das Gelenkschutzseminar mit der Vermittlung der medizinischen Grundlagen zu beginnen, hat zudem den Vorteil, innerhalb der Gruppe einen einheitlichen Kenntnisstand zu schaffen, auf dem aufgebaut werden kann. Auch gruppendynamisch hat es sich als vorteilhaft erwiesen, da die Teilnehmer sich über diese sachliche Auseinandersetzung kennenlernen können und eine Gruppenatmosphäre geschaffen wird.

Aufbauend auf dem medizinischen Grundverständnis werden die allgemeinen Gelenkschutzprinzipien dargestellt und entsprechende Tätigkeiten im Hinblick darauf analysiert. Erst wenn vorausgesetzt werden kann, daß die allgemeinen Gelenkschutzprinzipien grundsätzlich verstanden worden sind, werden möglichst viele einzelne Tätigkeiten des Alltags unter dem Aspekt „Gelenkschutz" betrachtet und auch besonders auf die Situation jedes einzelnen Gruppenmitgliedes eingegangen bzw. versucht, gemeinsam Lösungsmöglichkeiten zu finden.

Die Lerninhalte müssen so ausgewählt und aufbereitet werden, daß der „rote Faden" auch dem Teilnehmer sichtbar wird. Eine Unterweisung planen heißt, auch die Lerninhalte so zu strukturieren, daß sie aufeinander aufbauend in gut nachvollziehbare Schritte eingeteilt sind. Neues kann nur gelernt werden, wenn die in ihm enthaltenen Elemente dem Lernenden eindeutig sind. Das heißt, wenn dem Patienten nicht klar ist, was ein Gelenk ist, kann er nicht begreifen, was in einem entzündeten Gelenk passiert, wird er nicht verstehen, was „Gelenkschutz" heißt, was er bewirken kann. Er befindet sich dann in einer permanenten Überforderungssituation, die sich auch auf seine Motivation negativ auswirken wird.

Die Anforderungen und Inhalte müssen also, nach Schwierigkeiten gestuft, ausgewählt und nahegebracht werden.

Methoden

Zur Sozialform „Gruppe"
Wie bereits oben erwähnt, halten wir die Gruppensituation für die Form, die die effektivste Vermittlung verspricht. Dafür kann zunächst ein ökonomischer Aspekt sprechen: Ich erreiche in der Gruppe, auch durch die Möglichkeit einer kurzen Frontalunterweisung, mehr Menschen zur selben Zeit mit denselben Informationen. Daneben kann der Lehrende die gruppendynamischen Aspekte für die Vermittlung nutzen. Der Erfahrungsaustausch mit anderen Betroffenen erreicht mehr als die Belehrung durch den Therapeuten, da gerade beim Gelenkschutz die Erfindungsgabe der Patienten groß ist. Tips können weitergegeben und diskutiert werden. Andere Erkrankte können unterstützen und geben Anstöße; ihre Aussagen sind oft glaubwürdiger und annehmbarer als die eines Therapeuten. Allgemein bekannt sind Äußerungen von Patienten wie: „Sie können sich gar nicht vorstellen, was es bedeutet, dieses Rheuma zu haben."

Der Verlauf des Seminars hängt jedoch sehr davon ab, unter welchen Aspekten die Teilnehmer zusammengestellt werden. Die Entscheidung hinsichtlich der Gruppenzusammensetzung kann darum als eine wichtige Aufgabe des Leiters angesehen werden, die er sich nicht aus der Hand nehmen lassen sollte. In jedem Fall sollte er das entscheidende Mitspracherecht bei der Auswahl der Teilnehmer haben.

Vor der Zusammenstellung der Seminargruppe sollte sich der Leiter ein Bild über die Schwere der Erkrankung und die gegenwärtige Lebenssituation des Teilnehmers machen. Das kann in Form eines Erstgesprächs geschehen, falls der Patient noch nicht durch eine vorangegangene Therapie bekannt ist. Ist dies nicht möglich, so sollte der Leiter zumindest die erste Seminarstunde dazu nutzen, sich ein möglichst genaues Bild über die einzelnen Teilnehmer in Form von Gruppengesprächen, Beobachtungen u. ä. zu verschaffen.

Für die Arbeit in Gruppen hat es sich als sinnvoll erwiesen, 7-8 Mitglieder aufzunehmen. Mehr als 10 und weniger als 6 Teilnehmer lähmen erfahrungsgemäß die Dynamik in der Gruppe. Mit 7-8 Teilnehmern ist es dem Therapeuten möglich, auf jeden einzelnen individuell einzugehen. Bei einer geringeren Gruppengröße fiele der Ausfall von Teilnehmern wegen Krankheit o. ä. zu sehr ins Gewicht und beeinträchtigte die Arbeit.

Soweit uns bekannt ist, gibt es keine Aussagen darüber, wie sich eine homogene oder heterogene Zusammensetzung der Gruppe auf den Seminarverlauf auswirkt. Darum sollte nach den Gegebenheiten entschieden werden. Allgemein ist anzumerken, daß sich eine Heterogenität hinsichtlich einer gewünschten Gruppendynamik wohl eher positiv auswirkt. Patienten in den verschiedenen Krankheitsstadien können sich gegenseitig anregen und helfen. Wir können eine fruchtbare, realitätsnahe Auseinandersetzung bei gegensätzlichen Menschen eher erwarten. Es besteht aber auch die Gefahr, latente Ängste vor weitergehender Verkrüppelung zu aktivieren.

Es ist sicher fruchtbar, verschiedene Altersstufen zu mischen, so werden dem einzelnen Teilnehmer die verschiedenen Ausprägungen der Krankheit und ihre Bewältigungsformen deutlicher. Damit bietet sich eine größere Chance der Bearbeitung. Je gezielter man aber bestimmte Probleme bearbeiten will, z. B. Versorgung der Familie oder Berufstätigkeit, desto eher wird man bezüglich Lebensalter oder anderer Kriterien eine relativ homogene Gruppe zusammenstellen müssen.

Erschwerend für die Leitung wird es sein, wenn resignierte oder depressive Patienten die Mehrheit der Teilnehmer bilden.

Verhalten des Leiters
Auch in Seminargruppen erscheint uns das Prinzip der therapeutischen Distanz wichtig, d. h. nähere persönliche Beziehungen und Freundschaften können einen reibungslosen Ablauf der Seminare stören, weil sie wegen Befangenheit Auseinandersetzungen hemmen können. Umgekehrt zählt ein persönliches Interesse des Leiters an einzelnen Patienten zu den positiven Voraussetzungen. Der Leiter sollte ein lebendiges Interesse an den Teilnehmern haben, ebenso sollte er die vorrangigen Probleme des Patienten erfaßt haben.

Zusätzlich zum Fachwissen in bezug auf die chronische Polyarthritis und ihre Auswirkungen und entsprechende Erfahrung in der Rheumatologie sind für den Leiter therapeutische Fähigkeiten wie Empathie, Rollendistanz, Sensibilität und Flexibilität notwendig.

Zu Beginn des Seminars verhalten sich die Teilnehmer in der Regel leiterzentriert. Die Gruppe erwartet von ihm Hilfe, Rat oder auch allumfassende Zuwendung. Diese Haltung erwächst nicht nur aus dem traditionellen Verhalten Therapeut/Patient, sondern der Ergotherapeut ist ja auch derjenige, der die Gruppe zusammengefügt und die Ziele abgesteckt hat. Wünschenswert ist es, im Laufe des Seminars die Gruppe aus der leiterzentrierten Haltung in eine gruppenzentrierte Haltung zu führen. Durch einen sozial-integrativen Erziehungsstil, der auch als demokratischer Erziehungsstil bezeichnet wird, behält der Leiter noch weitgehend die Führung. Er hilft der Gruppe zwar bei Problemlösungen, läßt sie aber soweit wie möglich selbständig entscheiden. Das wird besonders notwendig, wenn es nicht mehr allein um die Vermittlung von medizinischem Grundwissen geht, sondern um die Übertragung der Gelenkschutzprinzipien in den Alltag des Patienten.

Regelungen innerhalb der Gruppe
Ob eine regelmäßige Teilnahme gewünscht wird, ob Gründe für ein Fernbleiben mitgeteilt werden müssen, für welche Zeitdauer das Seminar vorgesehen ist und ob Wiederholungseinheiten nach einer bestimmten Zeit geplant sind, sollte vor der gemeinsamen Arbeit ausdrücklich besprochen werden. Nur bei einer vorher getroffenen Regelung kann der Therapeut damit rechnen, vom Patienten ein Feedback zu erhalten, wenn er z.B. aus Enttäuschung oder Ärger der Gruppe fernbleibt. Nur durch eine offene Auseinandersetzung können Ziele und Inhalte der Seminare revidiert werden. Hauptzweck der festzulegenden Regeln ist es, den Zusammenhalt einer ambulanten Gruppe von vornherein zu fördern. Aber auch in Kliniken bekommen die Seminareinheiten so ein stärkeres Gewicht, wo sie sonst leicht den Charakter einer selbstverständlichen Hilfeleistung erhalten, zu der der Ergotherapeut ohnehin verpflichtet ist. Ein Abkommen mit dem Patienten zeigt, daß von ihm eigene Initiative und aktive Beteiligung erwartet werden. Klare Absprachen ermöglichen es dem Patienten, Entscheidungen in Hinblick auf diese Regelung zu treffen.

Gesprächsverhalten
Es ist darauf zu achten, daß keine langen Monologe durch den Leiter oder einzelne Teilnehmer entstehen, ebenso sind lange Dialoge zwischen Teilnehmern zu vermeiden. Es sollten möglichst viele Teilnehmer zu Wort und miteinander ins Gespräch kommen.

Untersuchungen der pädagogischen Psychologie haben nachgewiesen, daß Lehrer ihren eigenen Verbalanteil in einer Unterrichtssituation häufig viel geringer einschätzen als dies objektiv der Fall ist.

Wenn sich der Therapeut zu sehr einbringt, nimmt er den Teilnehmern die Arbeit des selbständigen Nachdenkens ab. Das gewünschte Ergebnis, selbständig ein Problem gelöst zu haben, geht verloren, wenn kundige Leiter den Teilnehmern die Arbeit des Problemlösens abnehmen. Der Erkrankte wird sich mit dem, was er sich selbst erarbeitet hat, leichter identifizieren können. Auf Fragen, die ein bestimmtes Wissen oder eine bestimmte Kenntnis von Informationen voraussetzen, sollte der Gruppenleiter möglichst kurz und sachdienlich eingehen.

Vermittlungsprinzipien

Motivierung
Mit Motivation werden die Beweggründe bezeichnet, die einen Menschen veranlassen, etwas zu tun oder zu unterlassen. In jeder Vermittlungssituation muß zu Beginn die Motivierung der Lernenden stehen, d.h. diese dazu zu veranlassen, sich mit den zu vermittelnden Inhalten auseinanderzusetzen und sich mit den

Lernzielen zu identifizieren. Aber auch im therapeutischen Prozeß ist die Motivierung des Patienten eine zentrale Aufgabe. Erst wenn sie gelingt, kann mit einem Lernerfolg gerechnet werden.

Bezogen auf die Vermittlung des Gelenkschutzes heißt das: Die Seminarteilnehmer sollen sich mit den Zielen des Gelenkschutzes identifizieren und sie zu ihren eigenen machen. Viele Patienten kommen bereits mit recht konkreten Erwartungen in das Seminar, haben also oft ein großes Eigeninteresse, d.h. sie sind primär motiviert. Diese Motivation der Teilnehmer muß vom Seminarleiter aufgegriffen, erhalten und gefördert werden.

Motivierung im engeren Sinne heißt also zunächst einmal, die vorhandene Lernbereitschaft der Teilnehmer aufzunehmen, um den richtigen Einstieg zu finden.

Der Ergotherapeut kann bereits in der ersten Gruppenstunde an Erfahrungen der Teilnehmer anknüpfen und erlebte Situationen und Schwierigkeiten aufgreifen, um die Notwendigkeit und die Ziele des Gelenkschutzes deutlich zu machen. Es ist jedoch ein Irrtum, zu glauben, eine einmal vorhandene Motivation, wie etwa das große Eigeninteresse der Teilnehmer in Verbindung mit einem gelungenen Einstieg in den Seminarablauf, bliebe nun während der gesamten Seminareinheit zwangsläufig erhalten. Wichtig ist es für den Leiter, sich zu verdeutlichen, daß beim einzelnen Teilnehmer jeder Lernschritt wieder neu motiviert werden muß, da in jeder Vermittlungsphase auch immer wieder Schwierigkeiten für den Teilnehmer auftreten.

Gefährdet wird die Motivation der Patienten z.B. dann, wenn eine Über- oder Unterforderung stattfindet. Stellt ein neues Problem keine Anforderung dar, weil die Aufgaben zu leicht oder bereits bekannt sind, bekommen die Teilnehmer keinen Anreiz, sich wirklich mit den Inhalten auseinanderzusetzen. Sind die Anforderungen jedoch zu hoch, werden die Patienten zurückschrecken.

Eine optimale Anregung ist dann gegeben, wenn ein mittlerer Erreichbarkeits- bzw. Schwierigkeitsgrad vorgegeben wird. Dazu ist es notwendig, daß sich der Leiter die Bedürfnisse, Kenntnisse und emotionalen Befindlichkeiten der Teilnehmer immer wieder deutlich macht und sie auf dieser Ebene auch anspricht.

Die Motivierung des cP-Kranken zum Gelenkschutz und damit seiner Bereitschaft, sich das hierfür notwendige Wissen anzueignen, ist kein einmaliges, punktuelles Geschehen, sondern soll sich als ein Prinzip durch den gesamten Seminarablauf ziehen.

Selbsttätigkeit und Aktivierung
Ein weiteres Prinzip, das bereits in der Planung und im Verlauf der Seminarstunden immer wieder berücksichtigt werden muß, ist die Selbsttätigkeit und Aktivierung der Teilnehmer. Diese sollen nicht nur das Wissen um den Gelenkschutz und die Einsicht in seine Notwendigkeit erwerben, sondern die Gelenkschutzprinzipien in ihr alltägliches Verhalten umsetzen. Das bedeutet, daß viele Tätigkeiten anders ausgeführt oder auch ganz neu gelernt werden müssen. Erforderlich für diesen Lernprozeß ist die praktische Übung. Schon während des Seminars müssen so viele Tätigkeiten wie möglich praktisch ausgeführt und erprobt werden. Oft werden erst im praktischen Tun die Schwierigkeiten des einzelnen Teilnehmers deutlich. Erst nach dem Ausprobieren kann er sie erkennen und formulieren, Fra-

gen stellen oder die Gruppe und den Leiter um Hilfe bitten, um gemeinsam Lösungsmöglichkeiten zu suchen.

Gerade auch Schwierigkeiten im sozioemotionalen Bereich werden oft erst in der konkreten Situation, wie z. B. im Rollenspiel, ausgesprochen („Was denken die anderen von mir?" „... dann bleibt die Arbeit liegen!" u. ä.) oder durch das Tun ausgedrückt. Diese können dann evtl. in der Gruppe durch das Gespräch aufgegriffen werden, oder es können im Rollenspiel alternative Handlungsmöglichkeiten ausprobiert werden.

Wichtig ist es, das Geschehen immer wieder in die Gruppe zurückzugeben und gemeinsam Möglichkeiten des Gelenkschutzes zu erarbeiten. Nur dann kann der teilnehmende cP-Patient die erforderliche Vorgehensweise lernen und trainieren, um den Transfer des Gelernten in sein Alltagsleben zu leisten und die notwendige Selbständigkeit und Sicherheit erlangen. Daraus ergibt sich, daß die wesentlichen Vermittlungselemente das Gespräch und die praktische Übung sind. Der Vortrag als Vermittlungsform sollte nur dann eingesetzt werden, wenn grundsätzlich neues Wissen dargebracht werden muß.

Anschaulichkeit und Angemessenheit
Wichtig nicht nur für die Motivation, sondern auch für das Begreifen ist eine den Teilnehmern adäquate Darstellung und Darbietung der Lerninhalte, d.h. der Ergotherapeut muß sich auf die Möglichkeiten und das Niveau der Teilnehmer einstellen und zusammen mit den Teilnehmern eine gemeinsame Sprache finden. Dies bedeutet für ihn sicherlich, eine Fachsprache mit vielen medizinischen Begriffen ebenso wie die Darstellung zu komplizierter Sachverhalte zu vermeiden. Hilfreich kann es sein, möglichst viele Beispiele zur Veranschaulichung aus dem täglichen Leben zu geben.

Wichtige medizinische Begriffe sollten eingeführt und erklärt werden, damit sie der Patient verwenden kann, weil sie zur Verständigung notwendig sind. Zur Unterstützung kann ein Patientenwörterbuch angelegt werden.

Durch den Einsatz von Medien wie Dias, Folien etc. können die Sachverhalte ebenfalls veranschaulicht werden. Lernen kann um so besser erfolgen, je mehr Wahrnehmungskanäle angesprochen werden. Werden solche Medien eingesetzt, muß jedoch darauf geachtet werden, daß dies gezielt und ausgewählt geschieht. Eine willkürliche Überflutung durch audiovisuelle Medien kann auch verwirrend und damit wenig sinnvoll sein. Die durch die Medien vermittelten Inhalte sollten klar, deutlich, gut erkennbar und einfach in ihrer Darstellung sein.

Evaluation

Ein Problem des Gelenkschutzes ist sicherlich die Überprüfung des Gelernten: Wie groß ist die Akzeptanz des Gelenkschutzes beim Patienten? Wendet er die Prinzipien auch wirklich zu Hause an? Kann er die Prinzipien auf neue Situationen übertragen?

Hierzu werden keine generellen Aussagen gemacht werden können. Möglich ist aber eine Lernzielkontrolle für die einzelnen Lernsequenzen.

Durch die konkreten Zielformulierungen kann der Ergotherapeut mit Hilfe des Gesprächs und der Beobachtung durchaus Rückmeldungen über den Lernerfolg des einzelnen Teilnehmers erhalten und diese auch an ihn zurückgeben. Denkbar wären auch Nachfolgetreffen der Kursteilnehmer, bei denen diese von ihren Erfahrungen berichten.

Zur Selbstkontrolle und Beobachtung können auch Videoaufnahmen eingesetzt werden. Möglich ist es auch, neue Situationen durch Ausflüge o. ä. zu schaffen, bei denen der Gelenkschutz praktiziert werden soll. Doch ist gerade die Evaluation von Gelenkschutzmaßnahmen sicher noch ein Gebiet, auf dem systematisch weitergearbeitet werden muß.

Kapitel 5
Curriculum (Stundenumfang ca. 20-30 h)

Richtziele

- Der teilnehmende cP-Kranke soll über das theoretische Wissen der Gelenkschutzprinzipien verfügen können.
- Er soll eine ihm und seinem Krankheitsverlauf adäquate Art und Weise finden, um seine veränderte Lebenssituation akzeptieren zu können.
- Er soll gelenkschonendes Verhalten in seinem persönlichen alltäglichen Tagesablauf praktizieren können.

Grobziele

- Der cP-Kranke soll die Bedeutung, den Aufbau und die Funktion der Gelenke kennen.
- Der cP-Kranke soll pathophysiologische und pathoanatomische Veränderungen durch die cP verstehen, an sich und anderen sehen und einordnen können.
- Der cP-Kranke soll die allgemeinen Gelenkschutzprinzipien verstehen, erläutern und demonstrieren können.
- Der cP-Kranke soll die Gelenkschutzprinzipien im täglichen Leben anwenden können.

Feinziele und Lerninhalte

Grobziel 1: Der cP-Kranke soll die Bedeutung, den Aufbau und die Funktion der Gelenke kennen

Feinziele	Lerninhalte
1.1 Der cP-Kranke soll die Gelenke an seinem Körper benennen und zeigen können	Welche Gelenke gibt es? Die wichtigsten Gelenke des Körpers zeigen und zuordnen

Hinweis: Als Einstieg bietet sich eine Abbildung bzw. Zeichnung an, auf der deutlich gekennzeichnet ist, an welchen Stellen unseres Körpers Gelenke vorhanden sind. Sinnvoll ist ein Transfer von der Zeichnung auf den Körper des Teilnehmers

Feinziele	Lerninhalte
1.2 Der cP-Kranke soll die einzelnen Anteile eines Gelenks nennen können	Es soll ihm vermittelt werden, daß ein Gelenk aus Gelenkkopf, -pfanne, -kapsel, -knorpel, -innenhaut u. -flüssigkeit besteht, und daß es von Bändern, Muskeln und Sehnen sowie deren Sehnenscheiden umgeben ist

Hinweis: Zur besseren Veranschaulichung bietet sich an, Bildmaterial zu verwenden und verschiedene Medien einzusetzen. Möglich sind: Dias, Folien, Videobänder, Arbeitspapiere (s. Anhang)

1.3 Der cP-Kranke soll die Funktion der einzelnen Gelenkanteile kennen und erklären können	Es sollen die jeweiligen Funktionen der Gelenkanteile deutlich gemacht werden: *Gelenkkopf und Gelenkpfanne:* gelenkige Verbindung zweier Knochen *der Knorpel dient* zur Verminderung der Reibung, als Druckpolster und als Schutz des Knochens *die Gelenkflüssigkeit* ernährt den Knorpel *die Gelenkinnenhaut* bildet die Gelenkflüssigkeit und ist die innere Schicht der Gelenkkapsel *die Gelenkkapsel* schließt die Gelenkhöhle nach außen ab *die Bänder* stabilisieren und bestimmen das Bewegungsausmaß eines Gelenks *die Muskulatur* stabilisiert und bewegt die knöchernen Anteile eines Gelenks

Hinweis: Zur besseren Veranschaulichung bietet sich an, Bildmaterial zu verwenden und Medien einzusetzen. Möglich sind: Dias, Folien, Videobänder, Arbeitspapiere (s. Anhang)

1.4 Der cP-Kranke soll wissen, daß es unterschiedliche Gelenke gibt	Zum Beispiel Aufbau eines Metacarpophalangealgelenks und eines Hüftgelenks

Hinweis: Hier ist der Einsatz von Folien oder Röntgenbildern möglich. Außerdem besteht hier die Möglichkeit, das vorher Gelehrte zu kontrollieren. Erst bei Nachfragen der Teilnehmer sollte differenzierter auf die unterschiedlichen Gelenke eingegangen werden

1.5 Der cP-Kranke soll erklären und zeigen können, daß für das Ausführen einer Tätigkeit mehrere Gelenke zusammenspielen und dadurch verschiedene Bewegungsrichtungen möglich sind	Darstellen und Analysieren einer Tätigkeit im Hinblick auf die Beteiligung verschiedener Gelenke und ihrer Bewegungsrichtungen: z. B. etwas ergreifen und festhalten, Öffnen/Schließen eines Fensters, Aufstehen/Hinsetzen vom Stuhl

Grobziel 2: Der cP-Kranke soll pathophysiologische und pathoanatomische Veränderungen durch die cP verstehen, an sich und anderen sehen und einordnen können

Feinziele	Lerninhalte
2.1 Der cP-Kranke soll wissen und erklären können, was sich, bedingt durch die Entzündung, an seinem Körper verändern kann	Folgende Symptome können auftreten: - Schmerzen - Überwärmung - Rötung - Schwellung - Kraftlosigkeit - Morgensteifigkeit - Müdigkeit - Beeinträchtigung des Allgemeinbefindens
2.2 Der cP-Kranke soll wissen und erklären können, welche Veränderungen innerhalb des Gelenks durch die Entzündung entstehen	Die Ursache der Erkrankung ist unbekannt Die Schwellung entsteht durch eine Entzündung der Gelenkinnenhaut Die Entzündung der Gelenkinnenhaut hat eine Vermehrung und Veränderung der Gelenkflüssigkeit zur Folge Durch die Veränderung wird die Funktion des Gelenks eingeschränkt
2.3 Der cP-Kranke soll erklären können, welche wesentlichen Veränderungen am Gelenk und den Sehnenscheiden entstehen können	- Veränderungen des Knorpels: mangelnde Ernährung verringerte Belastbarkeit Destruktion des Knorpels - Veränderungen des Knochens: Veränderung der Form (Usuren) aufgrund des aggressiven Entzündungsgewebes - Veränderungen des Bandapparats: Dehnung durch Erguß Bänderrisse - Veränderungen der Muskulatur: Muskelatrophie durch Schmerz und Inaktivität Veränderungen des Muskeltonus - Veränderungen an den Sehnenscheiden: Sehnenscheidenentzündungen - Veränderungen an den Sehnen: Sehnenabriß

Feinziele	Lerninhalte
2.4 Der cP-Kranke soll Funktionseinschränkungen und die häufigsten Fehlstellungen als Folge und Entwicklung der Erkrankung erläutern können	Eingeschränkte Beweglichkeit, z. B. Schulter- und Hüftgelenk Instabilität, z. B. Knie- und Handgelenk (Sub-)Luxationen, z. B. Zehengelenke und Fingergrundgelenke Achsenabweichungen, z. B. Fingergrundgelenke Kontrakturen, z. B. Schultergelenk Handgelenk Kniegelenk Hüftgelenk oberes Sprunggelenk

Hinweis: Den Teilnehmern sollte die Möglichkeit gegeben werden, diese Veränderungen an sich und anderen festzustellen. Wegen der Bedeutung der Hand sollten die auftretenden Deformitäten wie Schwanenhals- und Knopflochdeformitäten, Ulnardeviation der Langfinger, 90°/90°-Deformität des Daumens und die Veränderung an der Handachse besprochen werden

Grobziel 3: Der cP-Kranke soll die allgemeinen Gelenkschutzprinzipien verstehen, erläutern und demonstrieren können
Hinweis: Alle folgenden Gelenkschutzprinzipien sollen anhand konkreter Beispiele verdeutlicht werden

Feinziele	Lerninhalte
3.1 Der cP-Kranke soll die einzelnen Elemente des *ökonomischen Krafteinsatzes* als ein Prinzip des Gelenkschutzes erläutern und unter Anleitung an ausgewählten Beispielen praktisch anwenden	Ökonomischer Krafteinsatz bei Tätigkeiten des täglichen Lebens: z. B. - körpernahes Tragen - Anwendung des Hebelgesetzes - viele und große Gelenke einsetzen - Arbeitsplanung, -einteilung - Einsatz von Maschinen - Einsatz von Hilfsmitteln

Hinweis: Um die Erleichterung durch den ökonomischen Krafteinsatz den Teilnehmern erfahrbar zu machen, sollten die örtlichen Möglichkeiten genutzt werden und jeder Teilnehmer zu den einzelnen Punkten Tätigkeiten ausführen, z. B. Tragen von Gegenständen, Öffnen des Fensters etc.

3.2 Der cP-Kranke soll *achsengerechtes Arbeiten* als ein Prinzip des Gelenkschutzes an Beispielen erklären und unter Anleitung an ausgewählten Beispielen praktisch anwenden	Analyse von Bewegungen, die zu einer Achsenabweichung führen können und alternative Möglichkeiten: - Arbeiten, die das Handgelenk bevorzugt in ulnarer/radialer Richtung belasten (Schreiben, Brotstreichen, Drehbewegungen) - Das Handgelenk wird fixiert/Finger manipulieren (anfassen, loslassen) - Handgelenk und Finger manipulieren

Feinziele	Lerninhalte
	- Achsengerechtes Arbeiten mit Unterstützung einer Schiene
- Arbeiten, bei denen Haltearbeit von Handgelenk und Fingern gefordert ist, können z. B. durch achsengerechtes Arbeiten gelenkschonender ausgeführt werden. Hilfsgeräte stehen dafür zur Verfügung, wie z. B. ein Fuchsschwanzmesser
3.3 Der cP-Kranke soll lernen, daß Belastungsgrenzen individuell verschieden sind. Er soll die Bedeutung dieser Grenzen erkennen. Er soll die Möglichkeiten darstellen, wie er die *Belastungen* seines täglichen Lebens *reduzieren* kann	Die Belastungsfähigkeit des Teilnehmers ist während des Tages unterschiedlich
- Die Tätigkeitsdauer sollte individuell angemessen sein
- Ruhepausen sollten beachtet werden
- Möglichst leichte Arbeitsgeräte verwenden
- Hilfe anderer Personen in Anspruch nehmen
a) spontan um Hilfe bitten
b) Partner, Familie, Nachbarn, Freunde, Fremde geplant um Hilfe bitten
c) gezielt bezahlte Hilfen einplanen wie Putzfrau, Hilfe durch soz. Organisationen, Familie, Freunde u. a.

Hinweis: Die Akzeptanz, inwieweit Hilfe in Anspruch genommen werden kann, ist erfahrungsgemäß bei den einzelnen Teilnehmern sehr unterschiedlich. Die Problematik ist daher geeignet, im Rollenspiel aufgegriffen zu werden. Auf jeden Fall soll genügend Zeit gegeben werden, sich mit der Problematik auch im Sinne der Krankheitsbewältigung auseinanderzusetzen

	Dynamische Muskelarbeit ist statischer vorzuziehen
Statische Arbeit des Muskels ist grundsätzlich nicht zu vermeiden, aber Arbeitsabläufe können geändert werden durch:
- Auflegen der Arme bei Feinarbeiten
- Einlegen von Ruhepausen – zwischenzeitliche Lockerung der Muskulatur
- Eine Positionsänderung bei statischer Belastung der unteren Extremität sollte vorgenommen werden, z. B. beim Sitzen/Stehen

Feinziele	Lerninhalte
	- Um statische Haltearbeit zu erleichtern, sollten Hilfsmittel eingesetzt werden, z. B. rutschfeste Unterlagen
3.4 Der cP-Kranke soll die für ihn *günstigen* und adäquaten *Gelenkstellungen* in Ruhephasen bestimmen können	Wiederholung des Feinziels und Inhaltes 2.4 Beachten von Kontrakturgefahren betroffener Gelenke im - Liegen - Sitzen - Stehen
3.5 Der cP-Kranke soll die Notwendigkeit eines täglichen *Übungsprogrammes* zur Mobilisierung der Gelenke und Erhaltung der Muskelkraft erkennen und in der Lage sein, es selbständig zu Hause anhand schriftlicher Materialien durchzuführen	Übungen für die - obere Extremität - untere Extremität

Hinweis: Wichtig ist ein individuelles Übungsprogramm, das auf jeden Teilnehmer abgestimmt ist und von dem behandelnden Krankengymnasten erstellt werden sollte

Grobziel 4: Der cP-Kranke soll die Gelenkschutzprinzipien im täglichen Leben anwenden können

Feinziele	Lerninhalte
4.1 Der cP-Kranke soll Tätigkeiten seines täglichen Lebens nach einer bestimmten Systematik ordnen	Die alltäglichen Tätigkeiten werden in einer bestimmten Systematik geordnet: - Tätigkeiten im Tagesablauf: Schlafen, Waschen, Toilettengang, Anziehen, Frühstücken, Tisch abräumen, Abwasch, Haus verlassen, Fortbewegung, Verkehrsmittel benutzen, Einkauf, zur Arbeit gehen - Tätigkeitsbereiche: Essen/Trinken, Körperpflege, An- und Auskleiden, Arbeitsplatz, Haushalt etc. - Bewegungsabläufe: Drehbewegungen, „über Kopf arbeiten", Bücken, Aufstehen, Hinsetzen, Gehen, Greifen, Halten eines Gegenstandes, Loslassen u. a.

Hinweis: Die Vorgehensweise muß nach den Bedürfnissen der Gruppe ausgerichtet werden, wobei sich die Systematisierung „nach Tagesablauf" besser für Einzelsituationen, die nach „Bereichen" besser für Gruppensituationen eignet

Feinziele	Lerninhalte
4.2 Der cP-Kranke soll seine einzelnen Tätigkeiten und die der Gruppenmitglieder im Hinblick auf Arbeitsablauf und Bewegungen beobachten, analysieren und seine Art der Durchführung reflektieren	Darstellen und Erarbeiten der im Arbeitsablauf an ausgewählten Tätigkeiten enthaltenen Haltungen und Bewegungen, z. B. Öffnen eines Marmeladenglases: Halten des Glases mit einer Hand, Umfassen/Greifen des Deckels mit der anderen Hand und Drehen in Öffnungsrichtung (wie führt der einzelne Teilnehmer die Tätigkeit durch?)
4.3 Der cP-Kranke soll die Art der Durchführung einzelner Tätigkeiten unter dem Aspekt gelenkschonender Maßnahmen beurteilen	Welche Haltungen und Bewegungen werden von den Teilnehmern gelenkschonend und im Sinne des Gelenkschutzes ausgeführt, welche nicht? Selbstbeobachtungen, Fremdbeobachtungen der Gruppenmitglieder
4.4 Der cP-Kranke soll für sich und die anderen Gruppenmitglieder Alternativen für einzelne Bewegungsabläufe im Sinne des Gelenkschutzes unter dem Aspekt der Zweckmäßigkeit und Durchführbarkeit entwickeln	Wie können einzelne Tätigkeiten gelenkschonend ausgeführt werden? Was muß dabei beachtet werden? Welche Hilfsmöglichkeiten können in Anspruch genommen werden? z. B. Öffnen eines Twist-off-Glases: Fixieren des Glases mittels rutschfester Unterlage oder feuchtem Tuch oder Fixieren des Glases zwischen den Knien Vor dem Aufschrauben das vorhandene Vakuum beseitigen, für das Aufdrehen Hilfsmittel mit verlängertem Hebel einsetzen und möglichst viele und vor allem die großen Gelenke bei dieser Arbeit benutzen
4.5 Der cP-Kranke soll theoretisch entwickelte Möglichkeiten innerhalb seiner Bedingungen auf Zweckmäßigkeit und Durchführbarkeit erproben, beurteilen und in sein tägliches Leben integrieren	Es sollen Aufgaben gestellt werden, die für den einzelnen Teilnehmer wichtig sind

Hinweis: Die Teilnehmer sollten hier möglichst häufig die Gelegenheit bekommen, Dinge selbst zu erproben und zu erfahren. Sie sollten deshalb Inhalte aufgrund eigener Überlegungen in Partner- und Gruppenarbeit selbst erarbeiten

Kapitel 6
Praktische Hinweise zum Gelenkschutz

Die nachfolgende Auflistung ist eine Sammlung von *möglichen* gelenkschonenden/gelenkschützenden Arbeitsmethoden bei den Verrichtungen des täglichen Lebens. Sie soll dem Ergotherapeuten Anregung und Unterstützung für die individuelle Unterweisung sein. Es versteht sich von selbst, daß diese Liste keinen Anspruch auf Vollständigkeit erhebt. Sie sollte vom Anwender jederzeit beliebig ergänzt werden.

Die Gliederung erfolgte nach den verschiedenen Tätigkeitsbereichen des Alltags. Wir haben sie gewählt, weil sie für eine Gruppenunterweisung besonders geeignet ist. Alternativ hierzu wäre eine Einteilung nach Tätigkeiten entsprechend dem Tagesablauf möglich. Die Erfahrung hat gezeigt, daß sich diese Methode eher für die Einzelunterweisung von Gelenkschutzmaßnahmen eignet. Im einzelnen handelt es sich um folgende Bereiche:

1. Bewegung und Belastung,
2. Liegen, Sitzen, Aufstehen, Gehen,
3. Körperpflege/-hygiene,
4. An- und Ausziehen,
5. Nahrungsaufnahme,
6. Hausarbeit,
7. allgemeine Tätigkeiten,
8. Hobby,
9. Wohnung/Einrichtung.

Tätigkeitsbereich 1: Bewegung und Belastung

Es ist ein Irrtum, daß Arbeit auf jeden Fall gut tut, weil man sich dabei bewegt. Es ist unbedingt zu beachten, daß es einen Unterschied zwischen Bewegung und Belastung gibt. Arbeit heißt nicht nur Bewegung, sondern bedeutet auch immer eine Belastung der Gelenke.

Bedingt durch den Krankheitsprozeß sollten folgende Belastungen möglichst gering gehalten werden:

1.1 Statische Belastungen
Haltearbeiten wie schreiben, häkeln, Buch halten, stricken, Tasche tragen, bügeln usw.

1.2 Belastungen durch Druck
Abstützen der Hände beim Aufstehen, Bedienung von Herdschaltern, Öffnen von Wäscheklammern, Drehen eines Schlüssels, Schraubgläser öffnen usw.

1.3 Belastungen durch Stoß und Schlag
Hämmern, Aufschlagen des Betts, manuelle Schreibmaschine schreiben, Ausschütteln des Staublappens usw.

Tätigkeitsbereich 2: Liegen, Sitzen, Aufstehen, Gehen

Bei akuter Gelenkentzündung ist es sowohl bei der Ruhelagerung im Bett wie auf einem Stuhl sinnvoll, möglichst häufig einen Positionswechsel vorzunehmen.

2.1 Liegen
Auf dem Rücken. Der Kopf ist durch ein kleines Kissen so abzustützen, daß die Halswirbelsäule weder übermäßig kyphosiert noch lordosiert wird. Die Arme sind in den Schultern leicht abduziert, die Ellbogengelenke leicht gebeugt, die Handgelenke befinden sich in einer Stellung zwischen 0° und 20° Dorsalextension, die Finger II-V sind leicht gebeugt, der Daumen befindet sich in Oppositionsstellung. Die Lagerung der Hand kann durch Kissen, Sandsäcke, Bälle oder Lagerungsschienen unterstützt werden. Die Hüftgelenke sind gestreckt und in leichter Abduktion, die Knie- und Sprunggelenke befinden sich ebenfalls in der Nullstellung. Die Füße sollten von plantar durch einen Kasten oder ein Brett abgestützt werden.

Auf der Seite. Unter dem Kopf liegt ein Kissen, das die Höhe der Schultern ausgleicht, die Arme werden in leichter Anteversion in den Schultergelenken, in leichter Beugung in den Ellbogengelenken und die Hände in der bei der Rückenlage beschriebenen Position gelagert.

Die Hüft- und Kniegelenke sind leicht gebeugt, zwischen ihnen befindet sich ein großes, dickes Kissen, das von den Oberschenkeln bis zu den Fußgelenken reicht, um die Adduktion des oben liegenden Beines zu vermeiden; die Sprunggelenke sind in der Nullstellung gelagert.

Auf dem Bauch. Der Kopf liegt wechselweise zur rechten oder linken Seite, die obere Extremität ist im Schultergelenk abduziert, im Ellbogengelenk leicht gebeugt, und die Hand wird in der Funktionsstellung gelagert. Die Hüftgelenke sind gestreckt und leicht abduziert, die Kniegelenke befinden sich ebenfalls in Streckung. Die Füße sollten auf einer der Länge des Fußes entsprechenden Rolle gelagert sein, so daß die Zehen unbelastet auf der Unterlage ruhen können. Eine andere Möglichkeit ist die Entfernung des Fußteils am Bett, so daß die Füße am Ende der Matratze herunterhängen können.

2.2 Sitzen
Beim Sitzen ist eine gerade, aufrechte Sitzhaltung mit rechtwinklig gebeugten Hüft-, Knie- und Sprunggelenken in axialer Stellung anzustreben. Zwischen den Kniegelenken sollte ein Abstand von ca. 8 cm bestehen, um eine Adduktion in den Hüftgelenken zu vermeiden. Um eine Kniestreckung zu gewährleisten, sollte eine Fußschaukel benutzt werden. Die Hände liegen in der Funktionsstellung entspannt auf den Oberschenkeln. Zur Entlastung der Wirbelsäule sollte sich die

Rückenlehne der Wirbelsäule anpassen. Die Sitzhöhe sollte so hoch sein, daß die Hüftbeugung ca. 80°-70° beträgt, damit es zu einer Aufrichtung des Beckens kommt und das Aufstehen erleichtert wird. Die Sitzfläche sollte im hinteren Bereich leicht erhöht sein.

2.3 Aufstehen
Besonders morgens vor dem Aufstehen ist es wichtig, die Gelenke durchzubewegen, um die morgendliche Steifigkeit zu vermindern und somit die ersten Tätigkeiten zu erleichtern.

Aufstehen ohne Belastung der Hände. Die Beine in Schrittstellung bringen, das kräftigere Bein nach hinten setzen. Die Innenseiten der Knie sollten sich nicht berühren, sondern ca. 8 cm auseinander stehen, um die Belastung der Knieinnenseiten zu reduzieren. Die Hände liegen entspannt auf den Oberschenkeln. Jetzt mit dem Oberkörper Schwung holen und mit Hilfe des Schwungs und der Oberschenkelmuskulatur aufstehen.

Gehen
Sollte eine Gehhilfe erforderlich sein, so ist der Einsatz einer Leichtmetallgehhilfe mit anatomisch geformtem Griff, einer Arthritisstütze oder einer Achselstütze sinnvoll.

Tätigkeitsbereich 3: Körperpflege/-hygiene

Wasserhahndrehverschlüsse nur mit Hilfe von Wasserhahnöffnern bedienen oder Einhebelventile einbauen lassen.

3.1 Waschen
- Beim Waschen am Waschbecken auf einen erhöhten, offenen Duschhocker setzen.
- Auswringen des Waschlappens: Waschlappen zur Hälfte um den Wasserhahn legen, die beiden Enden zusammennehmen und mit beiden Händen in eine Richtung drehen.

3.2 Zähne putzen
- Den Griff der Zahnbürste verdicken.
- Zahncremespender statt Zahncremetuben benutzen, um das Auf- und Zudrehen kleiner Schraubverschlüsse und das Ausdrücken der Tuben zu vermeiden.

3.3 Duschen
- Das Ein- und Aussteigen aus dem Duschbecken durch Haltegriffe und rutschfeste Duscheinlage absichern.
- Ein erhöhter, offener Duschhocker oder ein montierter Dusch-Klappsitz erleichtert das Waschen der Füße und Beine.

3.4 Baden
- Das Hinsetzen und besonders das Aufstehen aus der Badewanne führen zu einer erhöhten Belastung der Knie-, Hand-, Ellenbogen- und Schultergelenke. Deshalb ist es günstig, einen einhängbaren Badewannensitz, ein Badebrett oder einen Badewannenlifter zu benutzen.

3.5 Haare waschen/fönen
- Die Haare nicht unter dem Wasserhahn des Waschbeckens waschen, sondern beim Duschen oder Baden, um die HWS so wenig wie möglich zu belasten.
- Den Griff der Haarbürste verdicken.
- Einen leichten Fön, evtl. einen wandhängenden Fön oder eine Trockenhaube benutzen.

3.6 Nägel reinigen/schneiden/feilen
- Federbügelschere benutzen.
- Griff der Nagelfeile mit Moosgummi verdicken.

3.7 Toilettenbenutzung
- Erhöhung der Toilette durch eine Toilettensitzerhöhung, einen nachträglich eingebauten Sockel unter die Toilette oder durch den Einbau eines höheren Toilettenbeckens bzw. durch das Höherhängen einer wandhängenden Toilette.
- Eventuell ist es nötig, Haltegriffe anzubringen.
- Eventuell das Auslösen der Toilettenspülung durch eine Griffvergrößerung oder -verlängerung erleichtern.

Tätigkeitsbereich 4: An- und Ausziehen

4.1 Kleidung
- weit, leicht, mit glattem Futter in Mänteln, Jacken, Hosen.
- Mit großen Knöpfen.
- Knöpfe und Reißverschlüsse durch Klettverschlüsse ersetzen.
- Keine Verschlüsse auf dem Rücken.

4.2 Verschlüsse
- Bei kleinen Knöpfen Knopfhilfe einsetzen.
- Durch die Öse des Reißverschlußhakens einen Schlüsselring oder einen stabilen Faden ziehen, damit der Spitzgriff durch den Hakengriff ersetzt werden kann.

4.3 Strümpfe
- Die Bündchen der Strümpfe, besonders bei Tennissocken, sollten nicht zu stramm sein.
- Beim Hochziehen der Strümpfe sollten alle 5 Finger eingesetzt werden.
- Strumpfanzieher benutzen.

4.4 Schuhe
- Normale Schuhbänder durch Gummischuhbänder ersetzen, gleichzeitig langen Schuhlöffel zu Hilfe nehmen.
- Beim Kauf von Schuhen auf leichte und bequeme Schuhe mit Klettverschlüssen oder Schuhe zum Schlüpfen achten.

Tätigkeitsbereich 5: Nahrungsaufnahme

5.1 Nahrungszubereitung

Tee/Kaffee zubereiten
- Kaffee- oder Teemaschine benutzen.

Brot streichen
- Messer mit Griffverdickung.
- Die Streichbewegung sollte vom Körper weg geführt werden.
- Damit die Butter oder die Margarine nicht zu hart sind, sollten sie nicht im Kühlschrank aufbewahrt werden.

Kartoffeln schälen
- Diese Tätigkeit kann gut im Sitzen ausgeübt werden.
- Messer und Sparschäler mit Griffverdickung benutzen.
- Auf eine achsengerechte Stellung des Handgelenks und der Finger achten.
- Die Kartoffeln mit allen 5 Fingern halten.

Topf tragen
- Beide Hände einsetzen.
- Große und schwere Töpfe über die Arbeitsplatte ziehen.
- Leichte Töpfe benutzen.

Pfanne tragen
- Stielgriff der Pfanne auf Unterarm auflegen.
- Durch Benutzung einer Campingzange kann die Pfanne bilateral getragen werden.

Kartoffeln abgießen
- Topfdeckelsieb oder Schaumkelle benutzen.
- Topf beim Abgießen nicht vollständig anheben, sondern auf seiner Kante stehen lassen, damit das Gewicht des Topfes auf der Unterlage ruht.

Brot, Wurst, Käse, Karotten usw. schneiden/zerhacken
- Elektrische Brotschneidemaschine oder elektrisches Messer benutzen.
- Fuchsschwanzmesser mit und ohne Schneidevorrichtung einsetzen.
- Griffverdickung für normale Messer/Käsehobel.
- Käsehobel mit Fuchsschwanzgriff benutzen.
- Elektrische Zerkleinerer einsetzen.
- Messer mit abgerundeter Klinge und bilateraler Griffmöglichkeit („Schaukelmesser") verwenden.

Kuchenteig, Soßen usw. rühren
- Kochlöffel/Schneebesen mit Griffverdickung im Zylindergriff greifen.
- Für den Kuchenteig elektrisches Rührgerät benutzen, evtl. Standrührgerät einsetzen; bei der Benutzung eines Mixers die Arme abwechselnd einsetzen.

- Zur Entfernung der Knet- und Quirlhaken den Mixer auf den Kopf drehen und den Auswurfknopf auf die Tischkante drücken.
- Unter die Rührschüssel ein feuchtes Tuch oder eine rutschfeste Unterlage legen.

Konservendosen öffnen
- Elektrischen Dosenöffner oder „Rote Klara" (mechanischer Dosenöffner) einsetzen.

Schraubverschlüsse öffnen
- Lösung des Vakuums durch den Einsatz verschiedener Typen von Drehverschlußhilfen.
- Vakuum mit einem spitzen Gegenstand lösen, anschließend sollten Rechtshänder mit der linken Hand auf- und mit der rechten Hand zudrehen.
- Vakuum lösen und unter das Glas und auf den Schraubverschluß ein Stück rutschfester Folie legen, beide Hände übereinander auf den Deckel legen, von oben mit beiden Händen, evtl. auch mit dem Oberkörper, Druck auf das Glas ausüben und die Drehbewegung in die entsprechende Richtung mit Hilfe des gesamten Körpers ausführen.
- Vakuum durch Nachbarn oder schon beim Verkäufer lösen lassen.

Milchtüten öffnen
- Dazu Federbügelschere benutzen.

Fleisch klopfen
- Den Verkäufer darum bitten, das Fleisch durch den Steaker zu geben

5.2 Tisch decken
- Servierwagen oder Tablett benutzen, das Tablett auf beiden Unterarmen körpernah tragen.
- Das Geschirr ebenfalls mit beiden Händen tragen, dabei den Dreipunkt- oder Schlüsselgriff vermeiden und z. B. mit der flachen Hand unter den Rand des Tellers greifen.

5.3 Nahrung auffüllen/einschenken
- Den Teller/die Tasse während des Auffüllens/Einschenkens nicht in der Hand halten, sondern auf dem Tisch stehen lassen.
- Die Tee- oder Kaffeekanne beim Gießvorgang mit beiden Händen festhalten, eine Thermoskanne kann mit beiden Händen umfaßt werden, da sie von außen nicht heiß ist.

5.4 Essen
- Leichtes Eßbesteck mit verdicktem Griff benutzen.
- Einen Joghurtdeckel mit Hilfe eines Messers abtrennen.
- Beim Brotstreichen und -schneiden oder beim Schneiden von Fleisch ein Messer mit Fuchsschwanzgriff benutzen.

5.5 Trinken
- Leichtes Trinkgefäß benutzen.
- Das Trinkgefäß mit beiden Händen umgreifen, oder das Gefäß mit der zweiten Hand von unten abstützen, um die Haltehand zu entlasten.

Tätigkeitsbereich 6: Hausarbeit

6.1 Spülen/Abtrocknen
- Gegenstände beim Spülen in die Spüle stellen.
- Damit die Speisereste im Topf nicht hart werden, benutzte Töpfe nach Gebrauch sofort ausspülen.
- Stehhilfe benutzen.
- Die Höhe der Spüle sollte so sein, daß im Stehen die Fingerspitzen bei ausgestreckten Armen den Boden der Spüle berühren.
- Beim Abtrocknen die Gegenstände auf der Arbeitsplatte abstellen.
- Im Sitzen können die Gegenstände auf den Oberschenkeln abgelegt werden.

6.2 Putzen
- Generell auf ein ausgewogenes Verhältnis zwischen Ruhe und Beanspruchung achten. Der gesamte Hausputz sollte nicht an einem Tag durchgeführt werden.
- Den Wassereimer nicht ganz füllen oder einen kleinen Eimer benutzen.
- Einen leichten Besen und ein leichtes Wischgerät benutzen. Im Handel sind verschiedene Wischgeräte erhältlich. Es ist darauf zu achten, daß sie leicht bedienbar sind.
- Um das Scheuertuch gelenkschonender auswringen zu können, kann es zur Hälfte um den Eimerhenkel gelegt und anschließend mit beiden Händen in eine Richtung gedreht werden.
- Mehrere trockene Tücher zum Nachwischen benutzen, um den Kraftaufwand beim Wringen verringern zu können.
- Das Fensterputzen wird durch Verwendung eines Wischmops oder eines Fensterabziehers erleichtert.
- Beim Staubwischen abwechselnd beide Hände benutzen.
- Kraftvolles Ausschlagen des Staubtuchs vermeiden, da es dabei zu unkontrollierten Zug- und Schüttelbewegungen in den Gelenken kommt.
- Zum Staubsaugen einen leichten Staubsauger, besser noch einen Bodenstaubsauger benutzen. Der Staubsauger sollte mit einer Saugluftregulierung ausgestattet sein, da durch die Luftregulierung der Saugknopf leichter über den Teppich geführt werden kann.
- Beim Blumengießen die Gießkanne nicht zu voll füllen und sie beim Gießen mit beiden Händen festhalten.
- Die Reinigung der Badewanne/Dusche kann mit Hilfe eines Wischmops oder einer Scheuerbürste mit langem Stiel erfolgen, damit das anstrengende Hinterbeugen vermieden wird. Diese Methode verursacht jedoch aufgrund des langen Lastarms einen größeren Kraftaufwand.
- Zum Schuheputzen ein flüssiges Pflegemittel benutzen, das nicht nachpoliert werden muß.

- Beim Leeren von Papierkörben und Abfalleimern die Grundsätze des ökonomischen Tragens beachten (s. S. 26).

6.3 Waschen
- Beim Einschalten der Waschmaschine darauf achten, daß alle 5 Finger oder der Handballen eingesetzt werden. Eine andere Möglichkeit sind Adaptationen an den Schaltern und Knöpfen der Waschmaschine.
- Die Einfülluke einer von vorn zu füllenden Maschine kann mit dem Unterschenkel zugestoßen werden.
- Wenn genügend Platz vorhanden ist, sollte die Wäsche in der Nähe der Waschmaschine aufgehängt werden. Muß die Wäsche jedoch über eine größere Distanz getragen werden, sollte ein Rollwagen eingesetzt werden.
- Zum Wäscheaufhängen aufsteckbare Wäscheklammern benutzen („Bärchen" oder Stülpklammern).
- Eventuell elektrischen Wäschetrockner einsetzen.

6.4 Bügeln
- Das Bügeln und Zusammenlegen der Wäsche sollte im Sitzen erfolgen, z. B. an einer Arbeitsplatte oder am Bügelbrett. Die Bügelwäsche nicht auf einmal erledigen, sondern je nach Belastbarkeit in kleinere Arbeitseinheiten aufteilen.
- Bügelfreie Wäsche benutzen.
- Es reicht häufig aus, Wäschestücke mit der Hand glattzustreichen.
- Es ist ein Leichtgewichtbügeleisen zu benutzen.
- Keine feuchten Tücher zum Dämpfen einsetzen (Erhöhung des Reibungswiderstands), sondern ein Dampfbügeleisen.

6.5 Betten machen
- Kraftaufwendiges Ausschlagen des Oberbetts vermeiden, Kissen und Oberbett nur leicht klopfen und aufschlagen, in diesem Zustand das Bettzeug liegen lassen.
- Spannbettücher ersparen lästiges Glattziehen und Einstecken des Bettuchs. Das Ab- und Überziehen von Spannbettüchern ist besonders mühsam und sollte deshalb von einer anderen Person durchgeführt werden. Ist keine Hilfsperson vorhanden, unbedingt Pausen einhalten.
- Leichtes Bettzeug benutzen.

6.6 Elektrische Geräte
- Grundsätzlich beim Kauf von elektrischen Geräten auf ein geringes Eigengewicht und auf eine leichte Bedienbarkeit der Knöpfe und Schalter achten. Der Betroffene sollte sich das Gerät gut erklären lassen und es selbst ausprobieren, evtl. sogar zu Hause.
- Die Geräte sollten mit einem Tulpenstecker ausgestattet sein, da diese besser gegriffen werden können.
- Beim Kauf einer Waschmaschine sind die Vor- und Nachteile einer von vorn oder oben zu bedienenden Waschmaschine abzuwägen. Besonders beim von oben zu füllenden Typ sollte auf die Bedienbarkeit der Trommel geachtet wer-

den. Eine von vorn zu füllende Maschine hat den Nachteil, daß man sich beim Einfüllen der Wäsche sehr bücken muß. Hier kann ein Podest unter der Maschine Abhilfe schaffen. Sinnvoll ist auch die Anschaffung eines kombinierten Wasch- und Trockengeräts, da es Platz spart und die Wäsche nicht umgepackt werden muß.
- Haushaltsgeräte sollten auch im Hinblick auf leichte und schnelle Reinigung überprüft werden.

Tätigkeitsbereich 7: allgemeine Tätigkeiten

7.1 Telefonieren
- Die Wählscheibe des Telefons kann mit einem Stab, Kugelschreiber oder Bleistift gedreht werden.
- Telefonhörer auf eine Haltevorrichtung legen.
- Sinnvoll ist auch der Einsatz eines Telefonverstärkers.
- Das Herunterdrücken der Tasten eines Tastentelefons birgt die Gefahr der Überstreckung der Fingergelenke, deshalb muß auf einen korrekten Einsatz des Fingers geachtet oder ein Stab eingesetzt werden.

7.2 Schreiben
- Griff des Schreibwerkzeugs verdicken.
- Dicken, leichten Stift benutzen.
- Die Unterarme auflegen.

7.3 Lesen
- Das Buch nicht in den Händen halten, sondern eine Buchstütze einsetzen oder das Buch an einen feststehenden Gegenstand anlehnen, z. B. eine Vase. Ist das nicht möglich, sollten mehrere Kissen auf die Oberschenkel gelegt werden, um das Buch darauf ablegen zu können.
- Beim Lesen kann auch ein Leseständer benutzt werden.

7.4 Schlüssel bedienen
- Schlüsselhilfe einsetzen, z. B. einen Metallstab oder eine Griffvergrößerung.

7.5 Einkaufen/Tragen
- Grundsätzlich gilt: lieber mehrmals wenig als einmal viel einkaufen.
- Schwere Gegenstände, z. B. einen Getränkekasten, bringen lassen oder auf einem Rollwagen oder einem City-Partner (dreirädriges Elektrofahrzeug) transportieren.
- Zwei Einkaufstaschen zur Verteilung der Last mitnehmen.
- Rucksack verwenden.
- Schultertasche einsetzen.
- Einkaufstasche auf Rollen mitnehmen, den Griff verdicken. Der Haltegriff muß so lang sein, daß eine aufrechte Haltung eingenommen werden kann. Das Eigengewicht des Rollers sollte gering sein.

7.6 Autofahren
- Tür- und Zündschloßschlüssel mit Schlüsselhilfe versehen.
- Schloßfernbedienung einbauen lassen.
- Das Lenkrad mit einem Lenkradfell abpolstern und verdicken.
- Lenkradknopf einsetzen.
- Ausstattung des Fahrzeugs mit Servolenkung, Bremskraftverstärker und Automatikgetriebe.
- Zur Erleichterung des Ein- und Aussteigens die Sitzfläche mit einem Kissen erhöhen oder eine ausfahrbare Sitzschiene einbauen lassen.
- Elektrischen Fensterheber und Sonnendachöffner einbauen lassen.
- Das Einparken und Rückwärtsfahren kann durch einen zweiten Außenspiegel oder einen drehbaren Sitz erleichtert werden.
- Den Sicherheitsgurt wenn möglich mit dem Handballen lösen.

Tätigkeitsbereich 8: Hobby

8.1 Gartenarbeit
- Grundsätzlich leichte Geräte und Werkzeuge benutzen.
- Der Stiel sollte mit einem rauhen Überzug ummantelt sein.
- Für die Bearbeitung eines großen Gartens sind alle motorgetriebenen Geräte sinnvoll.
- Zwischendurch Pausen einhalten und Bewegungsübungen durchführen, besonders beim Graben oder Unkrauthacken.

8.2 Handarbeit
- Sticken und Nähen mit Federbügelzange.
- Der Stickrahmen sollte in einer angenehmen Arbeitshöhe am Tisch befestigt sein.
- Zum Nähen eine Nähmaschine einsetzen.

8.3 Karten spielen
- Für das Halten der Karten ein Hilfsmittel einsetzen, das kann der Kartenhalter aus dem Handel sein, aber auch eine Bürste oder ein Zollstock.
- Eventuell die Karten mit der Federbügelzange greifen.

Tätigkeitsbereich 9: Wohnung/Einrichtung

9.1 Küche
- Den Kühlschrank und den Backofen in Arbeitshöhe einbauen lassen. Als Unterschrank ist der Kühlschrank mit Schubfächern auf Leichtlaufschienen erhältlich und der Backofen mit einer ausfahrbaren Tür.
- Die Küche mit unterfahrbaren Arbeitsflächen ausstatten.

9.2 Schränke
- Für leichtgängige Türen und Schubladen sorgen.
- Griffe müssen groß sein.

- Häufig benutzte Gegenstände in den gut zu erreichenden Fächern aufbewahren. In den oberen Fächern Gegenstände unterbringen, die gefahrlos mit der helfenden Hand heruntergeholt werden können.
- Unterschränke mit Schubladen auf Leichtlaufschienen ausstatten.

9.3 Fenster
- Fenster müssen leicht bedienbar sein und sind evtl. mit einer zusätzlichen Fenstergriffverlängerung auszustatten.

9.4 Treppen
- Günstig ist ein beidseitiger Handlauf.
- Die Treppe kann auch seitlich oder rückwärts begangen werden.
- Treppen sollten niedrige Stufen haben.
- Unterschiedliche Treppenliftsysteme sind im Handel erhältlich.
- Möglichst in eine im Parterre gelegene Wohnung ziehen.
- Möglichst das Schlafzimmer in die untere Etage verlegen.

9.5 Schwellen
- Sollten bei Gehbehinderung entfernt werden.

9.6 Teppiche und Brücken
- Sind eine Stolpergefahr.

Kapitel 7
Schlußbetrachtung und Ausblick

Im Verlauf unserer Diskussion stellten wir uns immer wieder die Frage, ob unsere Überlegungen und Forderungen für die geplante Seminararbeit überhaupt von Berufskollegen akzeptiert und umgesetzt werden können. Wie können wir selbst dazu beitragen, daß unsere Arbeitsergebnisse angenommen, verstanden und umgesetzt und nicht als berufsfremd abgelehnt werden.

Daher haben wir begonnen, in Fortbildungsseminaren Ergotherapeuten mit den Grundlagen der Seminararbeit vertraut zu machen und sich damit auseinandersetzen zu lassen.

In unserem Buch war es nur möglich, die Seminararbeit auf der kognitiven Ebene aufzubereiten, so daß wir uns durchaus vorstellen können, daß es gerade für Kollegen im motorisch-funktionellen Bereich, die fast ausschließlich in der Einzelbehandlung geübt sind, Schwierigkeiten bereitet, nun mit einer Gruppe zu arbeiten. Es kann eine Erleichterung bedeuten, wenn zwei Kollegen sich gemeinsam dieser Aufgabe widmen. Sie können sich emotional unterstützen und durch Vor- und Nachbesprechungen die gesammelten Erfahrungen mit der Seminargruppe reflektieren und dadurch lernen.

Gelenkschutzseminare sind im Kontext einer notwendigen und eigentlich selbstverständlichen Patientenaufklärung und -unterweisung durch alle Berufsgruppen zu sehen. Eine von allen Berufsgruppen getragene Patientenaufklärung erfordert eine aufeinander abgestimmte Zielsetzung und Inhaltsformulierung. In diese Richtung gehen auch unsere Wünsche und Vorschläge für die Zukunft. Es wäre wünschenswert, wenn das vorliegende Curriculum einen Baustein innerhalb einer von allen Berufsgruppen getragenen Patientenschule bilden könnte mit Themen über das Krankheitsbild der chronischen Polyarthritis, Umgang mit medikamentöser Therapie, Schmerzbewältigung, Hausübungsprogrammen usw.

Letztendlich hoffen wir auch, daß Selbsthilfeorganisationen wie die Deutsche Rheuma-Liga, die Chance wahrnehmen, Selbsthilfeprogramme der „Professionellen" aufzugreifen und in Seminaren für Mitglieder und Betroffene anzubieten.

Anhang

Literatur für Patienten

Die folgenden Angaben erheben keinen Anspruch auf Vollständigkeit.

Höder J, Bandick J (1985)
Rheuma und Gicht.
Falken, Niedernhausen

Kleines G
Wichtige Anregungen und Hinweise zum Gelenkschutz bei rheumatischen Erkrankungen.
Rheumaklinik Aachen

Leipold G (1981)
Rat bei Rheuma.
Erkennen, Vorbeugen, Heilen.
Hädecke, Weil der Stadt

Liedtke R, Kreisig T (1986)
Rheuma – Ein Übersetzer für Patienten.
pharmed, Grünwald

Mathies H (1979)
Rheuma – Ärztliche Ratschläge.
Ein Lehrbuch für den Patienten.
Fischer, Stuttgart

Slatosch DU (1982)
Gelenkschutz im täglichen Leben.
Ein Leitfaden mit guten Tips und Übungsanleitungen.
Schweizerische Rheuma-Liga

Informationen zum Gelenkschutz (1985)
und
Gelenkschutz im Haushalt.
Orthopädische Klinik des Nordwestdeutschen Rheumazentrums, St. Josef-Stift, Sendenhorst

Hilfen für Rheuma-Kranke Bd. 1, 2, 4 (1986)
Mobile Rheumahilfe Hannover.
Zu beziehen über Pfizer GmbH, Karlsruhe

Vielfältige Informationsschriften können auch über den Bundesverband der Deutschen Rheuma-Liga, Rheinallee 69, 5300 Bonn 2 bezogen werden.

Filme und Diaserien zu den Themen Rheuma und Ergotherapie

Es handelt sich hierbei um eine Auflistung von Filmen und Diaserien, die sich mit den Themen „Rheuma" und „Ergotherapie" beschäftigen. Für Patienten geeignete Filme und Diaserien sind durch * gekennzeichnet. Bevor diese Medien zu Unterrichtszwecken eingesetzt werden, sollten sie selbstverständlich vorher geprüft und beurteilt werden.

Knochen, Knorpel und Gelenke (1970-1973)
Film, 16 mm Lichtton, Farbe, 30 min
Verleih: Landesfilmdienste und Stadtbildstellen

Verschiedene ergotherapeutische Möglichkeiten bei der Rehabilitation
Schwerbehinderter (1977)
Film, 16 mm Magnetton, Farbe, 20 min
Verleih: Dr. med. V. Harth, Bamberg

Rheumatoide Arthritis (1979)
Film, 16 mm Lichtton/Magnetton, Farbe, 26 min
Verleih: C. H. Boehringer Sohn, Filmstelle, 6507 Ingelheim/Rhein

Probleme der Remobilisierung gehunfähiger Rheumatiker (1971)
Film, 16 mm Magnetton, Farbe, 12 min
Verleih: Dr. D. Wessinghage, Klinik Mainz

Arthritis (1971)
Film, 8 mm Lichtton, Farbe, 7 min
Jesserer, H., Wien
Verleih: Ullstein AV, Berlin

Arthritis - Problem und Chance
Film, 16 mm Lichtton, Farbe, 35 min
Verleih: Albert Roussel Pharma GmbH, 6200 Wiesbaden, Postfach 1160

Diagnose und Therapie rheumatischer Erkrankungen
Film, 16 mm Magnetton, Farbe, 49,5 min
Miehlke, K., Wiesbaden
Verleih: von Heyden-Squibb, 8000 München 19, Volkartstr. 83

Formenkreis Rheumatismus (1975)
Film, 16 mm/35 mm Lichtton, Farbe, 75 min (4 Rollen)
Verleih: Byk Gulden, Pharmazeutika GmbH, Barkoppelweg 66, 2000 HH 73

Die Synovektomie in der Behandlung der progredient chronischen Polyarthritis (1969)
Film, 16 mm Lichtton, 16,5 min, deutsch/französisch
Verleih: Rhône-Poulenc Pharma GmbH, Mühlenweg 131-139, 2000 Norderstedt

Ergotherapeutische Möglichkeiten im Rahmen der Behandlung bei Patienten mit RA
Verleih: Ciba-Geigy GmbH Filmdienst, Postfach 1160/1180, 7867 Wehr/Baden

* Mit Rheuma leben
16 mm Lichtton, Farbe, 21 min
Verleih: Ciba-Geigy GmbH Filmdienst

* Ergotherapie bei chronischer Polyarthritis (1982)
von Slatosch, Zürich
16 mm Magnetton, Farbe, 34 min
Auch als VHS-Videokassette auszuleihen beim:
Verband der Ergotherapeuten, Postfach 2208, 7516 Karlsbad

Living with Arthritis (Joint Sparing and rheumatoid arthritis)
16 mm, 20 min
Simon Lucien, Brun Mireille, Honlez Gunvor
Clinique de Rhumatologie-École d'Ergotherapie, Hospital-St-Eloi CHU
3400 Montpellier

* Ergotherapie bei chronischer Polyarthritis
16 mm Lichtton, Farbe, 12 min
Verleih: Landesfilmdienst NRW, Schirmerstr. 80, 4000 Düsseldorf 1

Der Rheumakranke im Alltag I und II
Videokassette, System VHS
Verleih: Deutsche Rheuma-Liga, Rheinallee 69, 5300 Bonn 2

* cP-Tonbildschau für Patienten
1. Teil: Physiologie der Gelenke
2. Teil: Einiges zur chronischen Polyarthritis
3. Teil: Therapiemöglichkeiten aus der Sicht der Physio- und Ergotherapie
Verleih: Dr. med. Baviera, Rheumaklinik und Institut für Physikalische Therapie, Gloriastr. 25
CH 8091 Zürich

Diaserie: Die chronische Polyarthritis, 3teilig (1983)
J. Lindgren, M. Waser
1. Teil: 71 Dias, 33 min
2. Teil: 72 Dias, 33 min
3. Teil: 39 Dias, 15 min
Zu beziehen über:
Medizinische Fakultät der Universität Bern und Inselspital Bern
Abteilung für Unterrichts-Medien, Inselspital 14, CH 3010 Bern

Folien für die Arbeit mit einem Overheadprojektor

Wir haben für den Einsatz bei der Unterweisung selbst Folien angefertigt, die im folgenden in verkleinerter Form abgebildet sind. Einige Darstellungen können zum besseren Verständnis der Teilnehmer während der Projektion übereinander gelegt werden.

Darüber hinaus sollte natürlich auch auf eigene Zeichnungen bzw. auf Darstellungen aus der einschlägigen Literatur zurückgegriffen werden.

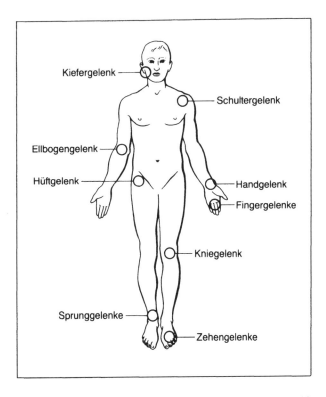

Abb. 1. Die wichtigsten Gelenke des Menschen

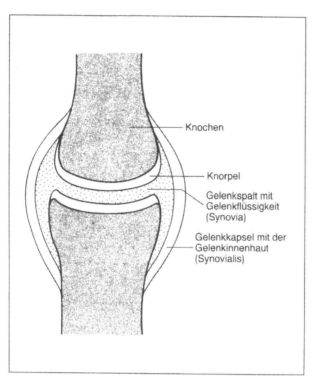

Abb. 2. Schematische Darstellung eines Gelenks

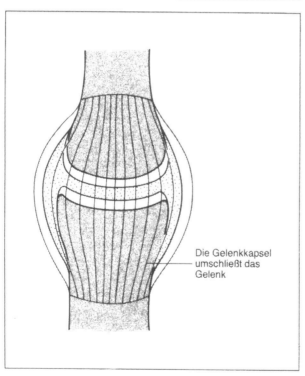

Abb. 3. Schematische Darstellung der Gelenkkapsel

Abb. 4. Streckung des Gelenks

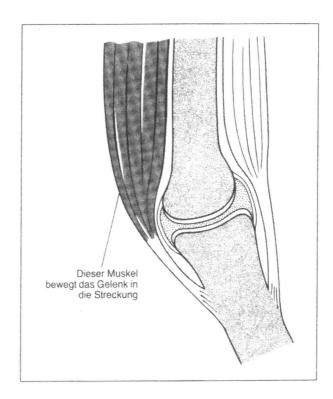

Abb. 5. Beugung des Gelenks

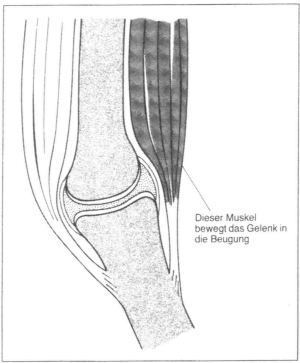

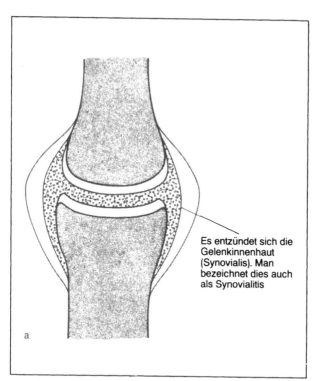
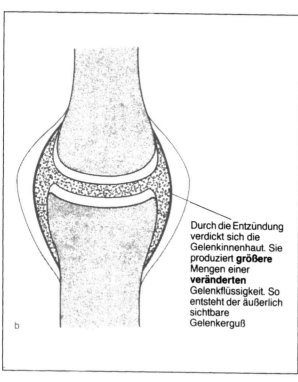

Abb. 6a, b. Die Gelenkentzündung bei der chronischen Polyarthritis

Abb. 7. Veränderungen am Knorpel durch die chronische Polyarthritis

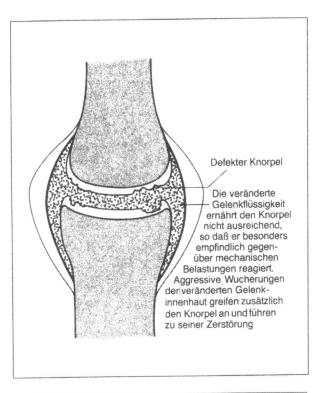

Defekter Knorpel

Die veränderte Gelenkflüssigkeit ernährt den Knorpel nicht ausreichend, so daß er besonders empfindlich gegenüber mechanischen Belastungen reagiert. Aggressive Wucherungen der veränderten Gelenkinnenhaut greifen zusätzlich den Knorpel an und führen zu seiner Zerstörung

Abb. 8. Veränderungen am Knochen und Knorpel durch die chronische Polyarthritis

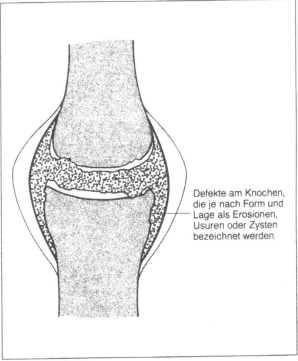

Defekte am Knochen, die je nach Form und Lage als Erosionen, Usuren oder Zysten bezeichnet werden

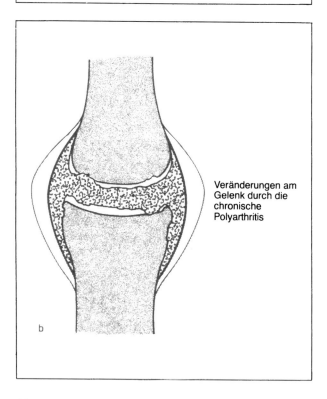

Abb. 9a, b. Normales und erkranktes Gelenk

Abb. 10. Schwanenhalsdeformität

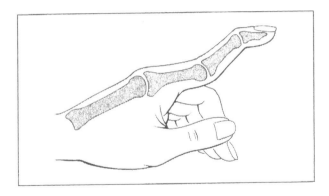

Abb. 11. Knopflochdeformität

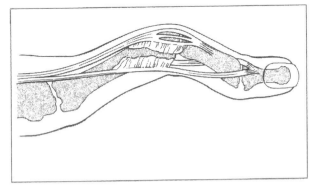

Abb. 12. 90/90-Deformität des Daumens

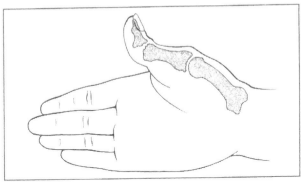

Abb. 13. Bajonettstellung des Handgelenks durch eine Luxation der Handwurzelknochen

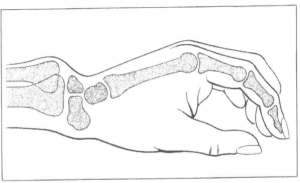

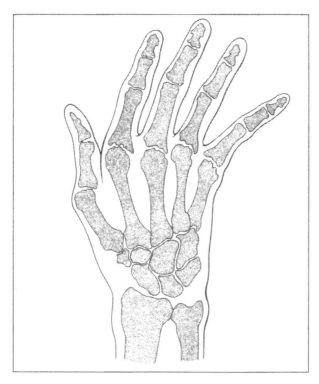

Abb. 14. Ulnardeviation der Langfinger durch eine Luxation in den Fingergrundgelenken

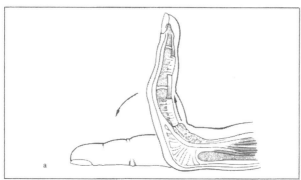

Abb. 15a, b. Veränderungen an den Sehnen (Tendosynovitis)

Das Entzündungsgewebe erschwert die Streckung

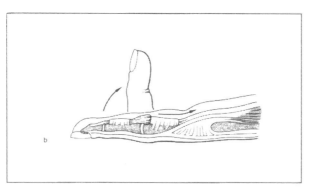

oder die Beugung

Welche Funktion behindert wird, hängt davon ab, an welcher Stelle sich das Entzündungsgewebe befindet

Abb. 16 a–d. Das Greifen von kleinen Gegenständen im Spitzgriff

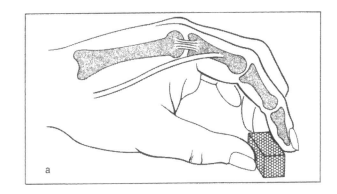

Bei einer normalen Hand

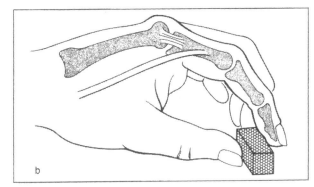

Bei einer durch die chronische Polyarthritis betroffenen Hand (Grundgelenke)

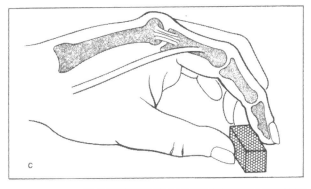

Bei einem geschädigten Gelenk wird beim Ergreifen kleiner Gegenstände durch den Zug der Beugesehne der Finger in die Hohlhand bewegt

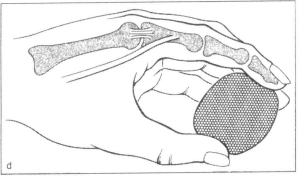

Die Gefahr wird geringer, wenn der Gegenstand, der gehalten wird, zwar gleich schwer, aber dicker ist

Literatur

Battegay R (1973)
  Der Mensch in der Gruppe, Bd. 1-3.
  Huber, Bern
Bens D, Krewer S (1978)
  Das Hand-Gym, ein universelles Handübungsgerät.
  Med Orthop Tech 98: 5, 202-203
Berdel D, Hovorke H, Pruner P, Kopf L (1979)
  Probleme der Handhabung von Bedienungselementen bei Personen mit rheumatischen Erkrankungen.
  Z Rheumatol 38: 335-341
Brattström M (1984)
  Gelenkschutz und Rehabilitation bei chronischer Polyarthritis.
  Fischer, Stuttgart
Chamberlain A, Malcolm E, Hughes D (1984)
  Joint protection.
  Clin Rheumat Dis 10: 727-742
Chamberlain MA (1979)
  Soziale Probleme durch die rheumatoide Arthritis bei jungen Müttern.
  Therapiewoche 29: 558-561
Engel JM, Heydenhauss A, Wirbser R (1981)
  Rheumapatienten richtig lagern.
  Aktuel Rheumatol 6: 169-174
Gruen H (1980)
  Gelenkschutztraining im Frühstadium der rheumatoiden Arthritis.
  Ciba-Geigy, Wehr
Hasselkus B, Kshepakaran K, Safrit M (1981)
  Handedness and hand joint changes in rheumatoid arthritis.
  Am J Occup Ther 11: 705-711
Hofstätter PR (1975)
  Gruppendynamik.
  Rowohlt, Reinbek
Kay AGL (1979)
  Management of the rheumatoid hand.
  Rheumatol Rehabil [Suppl.] 76-81
Kaye R, Hammond A (1978)
  Understanding rheumatoid arthritis patients; evaluation of patient education program.
  JAMA 239: 2466-2467
Klafki W, Rückriem W, Wolf W et al. (1975)
  Funkkolleg Erziehungswissenschaft.
  Fischer, Frankfurt
Knudson K, Spiegel T, Furst D (1981)
  Outpatient educational program for rheumatoid arthritis patients.
  Patient Consel Health Educat 3: 77-82

Kopf L (1979)
Ergotherapie bei Erkrankungen des rheumatischen Formenkreises unter Berücksichtigung von Gelenkschutzmaßnahmen und Arbeitsplatzsanierungen.
Braun Karlsruhe (Rheuma-Forum Bd. 7)
Mager RF (1965)
Lernziele und programmierter Unterricht.
Beltz, Weinheim
Mayer AM (1974)
Der Arbeitsplatz der Hausfrau.
Arbeitsmed Sozialmed Präventionsmed 7: 138-141
Mellenthin-Seemann U (1985)
Ohne Mühe drehen. Vorstellung und Bauanleitung eines Hilfsmittels zur erleichterten Bedienung von Heizungsknöpfen.
Mobil 2: 70-72
Melvin JL (1977)
Rheumatic disease: occupational therapy and rehabilitation.
Davis, Philadelphia
Möller C (1975)
Technik der Lernplanung.
Beltz, Weinheim
Moos RH, Tsu VD (1977)
The crisis of physical illness, an overview.
Plenum, New York
Neunhöffer-Uhlig G
Therapeutisches Arbeiten mit der Silikon-Therapie-Masse.
ergo-technik Blatter, Zürich
Nordemar R (1981)
Physical training in rheumatoid arthritis: a controlled long-term-study.
Scan J Rheumatol 10: 25-30
Nordenskiöld U, Althoff B (1982)
Group instruction on joint protection for patients with rheumatoid arthritis (RA) - and evaluation.
Proceedings of 8th Int. Congress of the World Federation of Occupational Therapists, Hamburg, pp 267-272
Parker J, Singsen B, Hewett J et al. (1984)
Educating patients with rheumatoid arthritis: a prospective analysis.
Arch Phys Med Rehabil 65: 771-774
Pincus T, Callahan L (1985)
Formal education as a marker for increased mortality and morbidity in rheumatoid arthritis.
J Chron Dis 12: 973-984
Potthoff W (1975)
Curriculum-Entwicklung.
Otto Maier, Ravensburg (workshop Schulpädagogik, Materialien 7)
Ruegenberg W (1985)
Anleitung zum Bau eines Gläser- und Flaschenöffners.
Mobil 3: 30
Sebbel J (1980)
Individuelle Griffadaptionen an Gehstützen beim Rheumatiker.
Akt Rheumat 6: 343-347
Senn E, Weber-Falkensammer H (1985)
Chronische Polyarthritis.
Perimed, Erlangen
Seyfried A (1984)
Pathophysiologische Grundlagen der Bewegungstherapie chronisch entzündlicher Gelenk- und Wirbelsäulenerkrankungen.
Eular, Basel

Simon L (1979)
: Rehabilitation of the rheumatoid shoulder.
: Rheumatol Rehabil [Suppl.] 81-85

Slatosch DU (1982)
: Gelenkschutz im täglichen Leben.
: Schweizerische Rheuma-Liga

Störig E (1982)
: Rheuma-Orthopädie.
: Perimed, Erlangen

Strüwe-Bazzanella E (1983)
: Funktionshilfen für Rheumakranke.
: Deutsche Rheuma-Liga, Bonn

Thiel S (1978)
: Lehr- und Lernziele.
: Otto Maier, Ravensburg (workshop Schulpädagogik, Materialien 2)

Vignos P, Parker W, Thompson H (1976)
: Evaluation of a clinic education program for patients with rheumatoid arthritis.
: J Rheumatol 3: 155-165

Vogel A (1975)
: Unterrichtsformen, Bd. 1 und 2.
: Otto Maier, Ravensburg (workshop Schulpädagogik, Materialien 12 u. 17)

Wetstone S, Sheehan J, Votaw R et al. (1985)
: Evaluation of a computer based education lesson for patients with rheumatoid arthritis.
: J Rheumatol 12: 907-912

Wiener CL (1975)
: The burden of rheumatoid arthritis in tolerating the uncertainty.
: Soc Sci Med 9: 97-104

Zeidler H (1981)
: Gelenkschutz bei chronischer Polyarthritis.
: Beschäftigungsther Rehabil 3: 154-164

aus der Reihe Rehabilitation und Prävention

Band 22
D. Beckers, M. Buck, Hoensbroek

PNF in der Praxis
Eine Anleitung in Bildern

1988. 150 Abbildungen. Etwa 180 Seiten.
ISBN 3-540-18970-X
In Vorbereitung

Band 20
G. D. Maitland, North Adelaide, SA

Manipulation der peripheren Gelenke

Geleitwort von D. A. Brewerton

Aus dem Englischen übersetzt von S. von Mülmann, B. Schäfer, M. Reinecke

1988. 320 Abbildungen, 31 Tabellen, 6 Klapptafeln.
Etwa 400 Seiten. Broschiert DM 78,-.
(ab 20 Expl. DM 62,40). ISBN 3-540-18497-X

In diesem Buch werden mobilisierende Techniken für alle peripheren Gelenke beschrieben, die einzelnen Abschnitte einer Untersuchung durch passive Bewegung ausführlich erläutert und die Anwendung von Behandlungstechniken und ihre Dosierung zu den Untersuchungsbefunden der Gelenkfunktionsstörung in Beziehung gesetzt.

Band 19
D. von Cramon, J. Zihl, München (Hrsg.)

Neuropsychologische Rehabilitation

Grundlagen – Diagnostik – Behandlungsverfahren

1988. 34 Abbildungen, 24 Tabellen.
XVIII, 404 Seiten. Broschiert DM 120,-.
(ab 20 Expl. DM 96,-). ISBN 3-540-18684-0

Dieses im deutschen Sprachraum neuartige Buch gibt einen ausführlichen Überblick über die nach einer Hirnschädigung beim Erwachsenen auftretenden Störungen, wobei im Zentrum des Interesses die Diagnostik und Behandlung affektiver, kognitiver und komplexer motorischer Hirnleistungsstörungen nach erworbener Hirnschädigung steht. Die Einbeziehung wichtiger Ergebnisse aus der Literatur erleichtert dem deutschsprachigen Leser darüber hinaus den Zugang zu neueren angelsächsischen Veröffentlichungen.

Band 18
P. M. Davies, Bad Ragaz

Hemiplegie

Anleitung zu einer umfassenden Behandlung von Patienten mit Hemiplegie

Basierend auf dem Konzept von K. und B. Bobath

Mit einem Geleitwort von W. M. Zinn

Aus dem Englischen übersetzt von S. v. Mülmann, B. Schäfer, M. Reinecke

1986. 326 Abbildungen in 492 Einzeldarstellungen.
XXVII, 328 Seiten. Broschiert DM 74,-
(ab 20 Expl. DM 59,20). ISBN 3-540-12230-3

Englische Originalausgabe: **Steps to Follow**, Springer 1985

„...Patricia Davies ist es gelungen, die Thematik komplex zu erfassen und trotzdem deutlich, akzentuiert und praxisnah zu vermitteln. Die große Vielzahl guter, gezielter Abbildungen, die alle Behandlungsabschnitte anschaulich illustrieren, machen das Buch zu einem besonders eindrucksvollen Unterrichtswerk..."
Deutsche Krankenpflege-Zeitschrift

Springer-Verlag
Berlin Heidelberg New York
London Paris Tokyo

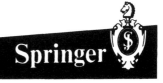

aus der Reihe Rehabilitation und Prävention

Band 15
O. Eggers, Basel

Ergotherapie bei Hemiplegie
Konzepte zur Behandlung von Funktionsstörungen erwachsener Hemiplegiker

Einleitung von K. und B. Bobath
Illustrationen von B. Bessel
2., neu bearbeitete Auflage. 1982. 80 Abbildungen.
XII, 127 Seiten. Broschiert DM 50,-
(ab 20 Expl. DM 40,-). ISBN 3-540-11405-X

Band 12
S. Klein-Vogelbach, Basel

Ballgymnastik zur funktionellen Bewegungslehre
Analysen und Rezepte

2. Auflage. 1985. 567 Abbildungen, 1 Ausklapptafel.
XVIII, 228 Seiten. Broschiert DM 69,-
(ab 20 Expl. DM 55,20). ISBN 3-540-13925-7

„...Das Buch bietet für alle Altersgruppen und Schweregrade der Bewegungseinschränkung ein überaus großes und weitgefächertes Angebot an Übungen. Besonders hervorzuheben ist die ausgezeichnete Fotodokumentation, die die einzelnen Übungen sehr differenziert und ausführlich veranschaulicht."
Aktuelle Gerontologie

Band 8
B. Pfenninger

Ergotherapie bei Erkrankungen und Verletzungen der Hand
Leitfaden für Ergotherapeuten

2. Auflage. Neubearbeitet von B. Waldner-Nilsson, Basel
Geleitwort von H. Nigst
1984. 51 Abbildungen, 6 Tabellen. XIV, 82 Seiten.
Broschiert DM 50,- (ab 20 Expl. DM 40,-).
ISBN 3-540-13089-6

Band 4
S. Klein-Vogelbach, Basel

Therapeutische Übungen zur funktionellen Bewegungslehre
Analysen und Rezepte

Mit einem Geleitwort von W. M. Zinn
2., vollständig überarbeitete Auflage. 1986.
111 Abbildungen in 275 Teilabbildungen.
XVII, 357 Seiten. Broschiert DM 69,-
(ab 20 Expl. DM 55,20). ISBN 3-540-13554-5

„Wir beglückwünschen Frau Klein-Vogelbach zu dieser konsequenten Leistung und die Berufsgruppe der Krankengymnasten zu einem solchen Lehrbuch!"
Krankengymnastik

Band 1
S. Klein-Vogelbach, Basel

Funktionelle Bewegungslehre

3., vollständig überarbeitete Auflage. 1984. 2. korrigierter Nachdruck 1987. 329 Abbildungen.
XI, 333 Seiten. Broschiert DM 68,-
(ab 20 Expl. DM 54,40). ISBN 3-540-11435-1

„Das Buch sei allen Krankengymnasten, Ergotherapeuten, Sporttherapeuten und Sportpädagogen als unentbehrliche Grundlagenliteratur wärmstens empfohlen."
Krankengymnastik

Springer-Verlag
Berlin Heidelberg New York
London Paris Tokyo

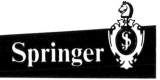

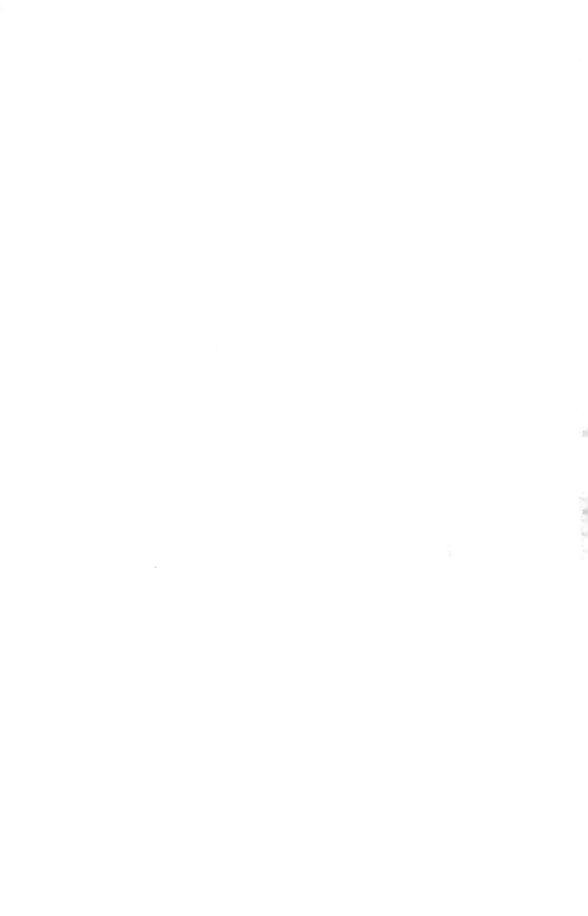

Printed in Poland
by Amazon Fulfillment
Poland Sp. z o.o., Wrocław